U0200604

中国医学临床百家

霍　勇 / 主编

冠心病
霍勇推荐 2016 观点
CORONARY ARTERY DISEASE

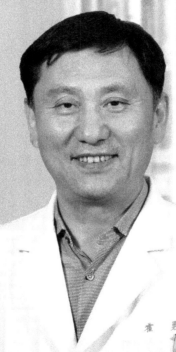

 科学技术文献出版社
SCIENTIFIC AND TECHNICAL DOCUMENTATION PRESS

·北京·

图书在版编目（CIP）数据

冠心病霍勇推荐2016观点 / 霍勇主编. —北京：科学技术文献出版社，2016.10

ISBN 978-7-5189-1533-0

Ⅰ.①冠… Ⅱ.①霍… Ⅲ.①冠心病—防治 Ⅳ.①R541.4

中国版本图书馆 CIP 数据核字（2016）第 130242 号

冠心病霍勇推荐2016观点

策划编辑：王云晶 责任编辑：王云晶 彭 玉 责任校对：赵 瑷 责任出版：张志平

出 版 者	科学技术文献出版社
地 址	北京市复兴路15号 邮编 100038
编 务 部	（010）58882938，58882087（传真）
发 行 部	（010）58882868，58882874（传真）
邮 购 部	（010）58882873
官 方 网 址	www.stdp.com.cn
发 行 者	科学技术文献出版社发行 全国各地新华书店经销
印 刷 者	虎彩印艺股份有限公司
版 次	2016 年 10 月第 1 版 2016 年 10 月第 1 次印刷
开 本	880×1230 1/32
字 数	111千
印 张	7.25 彩插8面
书 号	ISBN 978-7-5189-1533-0
定 价	88.00元

编委会名单

主　编　霍　勇

编　者（以姓氏笔画为序）

马　为（北京大学第一医院）

王建安（浙江大学医学院附属第二医院）

刘　斌（吉林大学第二医院）

刘惠亮（中国武警总医院）

向定成（广州军区广州总医院）

严晓伟（北京协和医院）

张　岩（北京大学第一医院）

张　蛟（中国武警总医院）

张金霞（广州军区广州总医院）

李龙波（吉林大学第二医院）

李建平（北京大学第一医院）

李殿富（江苏省人民医院）

杨洁谨（北京大学第一医院）

沈　雳（复旦大学附属中山医院）

邱建星（北京大学第一医院）

陈志彦（北京大学第三医院）

陈良龙（福建医科大学附属协和医院）

侯静波（哈尔滨医科大学附属第二医院）

胡　波（浙江大学医学院附属第二医院）

胡新央（浙江大学医学院附属第二医院）

徐　明（北京大学第三医院）

龚开政（北京大学第三医院）

葛均波（复旦大学附属中山医院）

蒋　捷（北京大学第一医院）

韩雅玲（沈阳军区总医院）

霍　勇（北京大学第一医院）

秘　书　郑　博

序
Foreword

韩启德

　　欧洲文艺复兴后，以维萨利发表《人体构造》为标志，现代医学不断发展，特别是从 19 世纪末开始，随着科学技术成果大量应用于医学，现代医学发展日新月异，发生了根本性的变化。

　　在过去的一个世纪里，我国现代化进程加快，现代医学也急起直追。但由于启程晚，经济社会发展落后，在相当长时期里，我国的现代医学远远落后于发达国家。记得 20 世纪 50 年代，我虽然生活在上海这个最发达的城市里，但是母亲做子宫切除术还要到全市最高级的医院才能完成；我患猩红热继发严重风湿性心包炎，只在最严重昏迷时用过一点青霉素。20世纪60~70年代，我从上海第一医学院毕业后到陕西农村基层工作，在很多时候还只能靠"一根针，一把草"治病。但是改革开放仅仅30多年，我国现代医学的发展水平已经接近发达国家。可以说，世界上所有先进的诊疗方法，中国的医生都能做，有的还做得更好。更为可喜的是，近年来我国医学界开始取得越来越多的原创性成果，在某些点上已经处于世界领先地位。中国医生已经不再盲从发达国家的疾病诊疗指南，而能根据我们自己的经验和发现，根据我国自己的实际情况制定临床标准和规范。我们越来越有自己的东西了。

要把我们"自己的东西"扩展开来，要获得越来越多"自己的东西"，就必须加强学术交流。我们一直非常重视与国外的学术交流，第一时间掌握国外学术动向，越来越多地参与国际学术会议，有了"自己的东西"也总是要在国外著名刊物去发表。但与此同时，我们更需要重视国内的学术交流，第一时间把自己的创新成果和可贵的经验传播给国内同行，不仅为加强学术互动，促进学术发展，更为学术成果的推广和应用，推动我国医学事业发展。

我国医学发展很不平衡，经济发达地区与落后地区之间差别巨大，先进医疗技术往往只有在大城市、大医院才能开展。在这种情况下，更需要采取有效方式，把现代医学的最新进展以及我国自己的研究成果和先进经验广泛传播开去。

基于以上考虑，科学技术文献出版社精心策划出版《中国医学临床百家》丛书。每本书涵盖一种或一类疾病，由该疾病领域领军专家撰写，重点介绍学术发展历史和最新研究进展，并提供具体临床实践指导。临床疾病上千种，丛书拟以每年百种以上规模持续出版，高时效性地整体展示我国临床研究和实践的最高水平，不能不说是一个重大和艰难的任务。

我浏览了丛书中已经完稿的几本书，感觉都写得很好，既全面阐述有关疾病的基本知识及其来龙去脉，又介绍疾病的最新进展，包括作者本人及其团队的创新性观点和临床经验，学风严谨，内容深入浅出。相信每一本都保持这样质量的书定会受到医学界的欢迎，成为我国又一项成功的优秀出版工程。

《中国医学临床百家》丛书出版工程的启动，是我国现代医学百年进步的标志，也必将对我国临床医学发展起到积极的推动作用。衷心希望《中国医学临床百家》丛书的出版取得圆满成功！

是为序。

2016 年 5 月

作者简介

Author introduction

霍勇教授，北京大学第一医院主任医师、博士生导师，现任北京大学第一医院心内科及心脏中心主任，北京大学医学部心血管内科学系主任，美国心脏学院院士、亚太心脏协会（asia pacific heart association，APHA）主席，亚太介入心脏病学会秘书长，中华医学会心血管病学分会前任主任委员、世界华人医师协会副主席，世界华人心血管医师协会主席、国家心血管病专家委员会第一届委员会副主任委员、中国医师协会心血管内科医师分会前任会长、中华医学会心血管介入治疗培训中心主任，国家卫生和计划生育委员会心血管疾病介入诊疗技术管理专家工作组组长，国家卫生和计划生育委员会心血管内科专科医师考试专家委员会主任委员，《中国介入心脏病学杂志》《中国医学前沿杂志（电子版）》等多种期刊主编，民进中央委员、民进中央科技医卫委员会副主任、民进市委科技医卫委员会副主任、全国政协委员等。

长期从事心内科医疗、教学及科研工作，对心血管疑难、重症的诊治具有丰富的临床经验和娴熟的技能。近十年来，对心血管疾病的介入治疗有深入的研究，擅长冠状动脉粥样硬化性心脏病（以下简称冠心病）的介入治疗，连续多年个人冠状动脉介入例数及总例数居全国前列，先后帮助300余家省市级医院开展介入治疗并每年举办2次冠心病介入治疗培训班，同时每年在不同的省市举办一次全国性的大会——"全国介入心脏病学论坛"，推动了心血管介入诊疗技术在中国不断普及、规范和提高，引领行业发展。在开展临床工作的同时还进行了多项临床研究，主要研究方向为冠心病介入治疗及术后再狭窄的形成机制研究，推动了中国心内科医师行业健康有序发展，积极参与国家心脑血管疾病人群防治工作。并以主要参加者先后获国家卫生和计划生育委员会、国家科学技术委员会科技进步奖两项。获中华医学会二等奖两项，获第八届"中国医师奖""第十三届吴阶平—保罗·杨森医学药学奖"，获"吴阶平创新奖"、第 10 届 Lumen Global "年度成就奖"及华夏医学科技奖一等奖等。承担国家攻关课题和"863"课题各一项，牵头国家"十一五"科技支撑计划课题"冠心病早期诊断和综合治疗技术体系的研究"。牵头"十二五"国家科技支撑计划课题"急性冠脉综合征的综合干预及转归的研究"、"十二五"国家"重大新药创制科技重大专项""马来酸左旋氨氯地平与苯磺酸氨氯地平在高血压治疗中的比较效果研究"及"十二五"重大专项"依那普利叶酸片预防脑卒中的上市后临床研究"等。现已指导 14 名硕士研究生、44 名博士研究生、2 名博士后，发表学术论文 260 余篇，主编学术专著 35 部。

前言
Preface

　　近几十年我国社会经济水平快速发展，人们整体的生活水平显著提高，与此同时，人口老龄化以及不良生活方式的影响使心脑血管疾病等慢性非传染性疾病成为危害国民健康的首位原因。与欧美发达国家自20世纪70—80年代心血管疾病病死率出现的下降拐点不同，根据我国2015年心血管疾病报告，心血管疾病的患病率和死亡率逐年升高。其中，冠状动脉性心脏病，尤其是急性冠状动脉综合征的防治工作显得格外严峻。

　　近20年来我国冠状动脉介入治疗突飞猛进的发

展，到2015年，全国冠状动脉介入治疗病例数已超过56万例，其中1/4为急性ST段抬高型心肌梗死患者。尽管我们的介入治疗取得了令人瞩目的进展，但值得反思的是，近10年来我国的急性心肌梗死院内病死率没有明显下降，这与急性心肌梗死救治体系尚不完善和欠缺规范密切相关。正因如此，在国家卫生和计划生育委员会指导和支持下，急性心肌梗死救治项目应运而生，旨在全国范围内完善院内救治环节以及构建区域救治网络，最终有效降低急性心肌梗死的病死率，改善患者的长期预后。在本书中，我们邀请知名专家解读全国急性心肌梗死救治体系和模式的建立、推动与实施，以及胸痛中心的规范化建设，希望在体系层面和具体操作层面向读者进行全方位的介绍。

除此之外，本书还结合全国多位知名专家的研究和经验，结合指南和进展，向大家介绍通过影像学和新型生物标志物技术早期识别易损斑块、无创心血管影像技术对缺血性心脏病的全面评估、血流储备分数测定的临床应用和卫生经济学意义、冠状动脉介入中复杂病变的策略和器械的进展以及围术期相关药物的规范化应用等。值得一提的是，近年来由我国学者主导的、严谨设计并严格实施的大规模、高质量的临床研究不断涌现，得到了国际心血管界的一致认可和持续关注。相信参与本书编写的诸位专家的观点和经验能为大家的临床实践和未来的研究带来启发和帮助。

最后，感谢科学技术文献出版社《中国医学临床百家》系列丛书的创意，它给予我们这样一个宝贵的机会，可以向广大读者展现来自我国冠心病领域专家们的研究和经验，也感谢各位专家学者对本书的出版付出的努力，在此谨对本书所有章节作者的辛勤劳动致以谢意和敬意！

霍勇

目 录
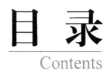

新型生物标志物在易损斑块诊断及预后判断中的作用

1. 易损斑块的基本概念

易损斑块，即易于形成血栓或可能迅速进展为罪犯病变的斑块，是诱发急性冠状动脉综合征（acute coronary syndrome，ACS）的病理学基础。与稳定性斑块相比，易损斑块有着特有的组织形态学特征：①较大的脂质核心（占斑块面积 40% 以上）。②表面有薄的纤维帽（< 65μm），同时有大量的巨噬细胞在内的炎症细胞浸润，平滑肌和胶原纤维较少。

易损斑块的诊断标准是 2003 年 Naghavi 等人基于组

织学的角度提出的。主要标准包括：①斑块内活动性炎症；②薄纤维帽及大脂质核心；③内皮细胞脱落伴表层血小板聚集；④裂隙斑块与受损斑块；⑤严重狭窄。次要标准包括：①浅表钙化结节；②黄色斑块；③斑块内出血；④内皮功能异常；⑤正性重构。

易损斑块作为一种组织病理学诊断，临床上及时采取侵入检查常常受到限制，但近年来研究提示，某些血清生化标志物的动态变化有利于早期识别这些易损斑块，在斑块失稳定性、破裂以及预测未来心脑血管不良事件及风险分层评估中均具有重要的价值。

2. 易损斑块早期诊断的生物标志物

（1）C反应蛋白

炎症反应是介导易损斑块形成的一个重要机制。大量研究提示，C反应蛋白（C-reactive protein，CRP）升高是血管动脉粥样硬化一个重要的炎性标志物，而且若与肌钙蛋白联合可进一步提高对易损斑块的预测价值。研究显示，临床上对于ACS患者测定的超敏C反应蛋白（Hs-CRP）水平升高可更好反映患者体内含有更多的具有薄纤维帽和富含脂核的易损斑块结构。此外值得一提的是，尽管Hs-

CRP 可能并非来自斑块本身，但这种系统炎症有可能促进斑块由稳定向不稳定转变。由于 CRP 是系统炎症反应的一个标志，因此今后如何联合其他检测方法来克服其对易损斑块诊断的非特异性是研究的重点。

（2）白细胞介素 6

白细胞介素 6（IL-6）是一个参与炎症反应调控的多功能细胞因子，体内多种炎症细胞及血管组织细胞均能分泌表达。研究提示，不稳定心绞痛患者 IL-6 的表达水平高于稳定性心绞痛患者，而且易损斑块中也发现有大量的 IL-6 的存在，外周血 IL-6 水平升高往往提示粥样斑块帽变薄，且比 Hs-CRP 更具有预测薄纤维帽的价值。

（3）白细胞介素 18

白细胞介素 18（IL-18）本身具有促动脉粥样硬化（atherosclerosis，AS）的作用，研究发现在 AS 斑块的巨噬细胞富集区存在高表达。它与斑块的形态学有良好的相关性，有助于对易损斑块进行预测。

（4）白细胞介素 10

与上述细胞因子不同，白细胞介素 10（IL-10）作为一种抗炎因子也可出现在 AS 的早期阶段，使得 IL-10 有可能成为早期诊断和治疗的一个有利靶点。临床上易损患者循环中 IL-10 的水平通常低于病变稳定的患者，提示 IL-10 对易损斑块起着积极作用。采用分子标记 IL-10 结合现代影像技术可有助于易损斑块的早期定位。

3. 与易损斑块破裂有关的生物标志物

（1）白细胞介素 17A

近年研究发现，白细胞介素 17A（IL-17A）可通过促进单核 / 巨噬细胞中促炎介质和趋化因子的表达，诱导平滑肌细胞的凋亡来参与 AS 斑块的破裂。在载脂蛋白 E（apolipoprotein E，ApoE）缺陷小鼠的循环和斑块破裂部位均可检测到高表达的 IL-17A。相似的是，在颈动脉斑块患者中具有复杂形态结构的斑块或者脂质富集的 AS 损伤区域也有 IL-17A 的高表达。

（2）妊娠相关血浆蛋白 A

妊娠相关血浆蛋白 A（pregnancy-associated plasma protein-A，PAPP-A）是一种高分子量含锌的金属蛋白酶。PAPP-A 可因多种细胞因子刺激产生。2001 年首次报道了 PAPP-A 在 ACS 患者外周循环高表达，且源自不稳定斑块。进一步研究显示，PAPP-A 主要表达在破裂和侵蚀性的 AS 斑块中的巨噬细胞富集区，提示 PAPP-A 参与易损斑块的形成及发展。值得注意的是，给健康志愿者注射肝素后 PAPP-A 表达也增高，继而发现肝素能诱导非动脉粥样硬化的血管壁释放 PAPP-A，影响血清 PAPP-A 的含量。因此，血清 PAPP-A 浓度的高低对无肝素治疗的患者更具有独立的诊断价值。尽管它对胸痛发作 6 小时内的患者诊断价值尚未超过肌钙蛋白 I（troponin i，TnI），但有助于 TnI 阴性的 NSTE-ACS 患者的最终诊断。由于 PAPP-A 检测方法目前尚未统一，对于非孕个体，急需一个标准规范的 PAPP-A 检测手段，提高 PAPP-A 的使用价值。

（3）髓过氧化物酶

髓过氧化物酶（myeloperoxidase，MPO）有助于中心粒细胞和巨噬细胞内产生活性氧，在炎症反应中催化氯化物和过氧化物。研究证实，MPO 主要在 AS 斑块内表达，能通过多种途径促进 AS 的发生和发展，并贯穿 AS 过程的始末。MPO 不仅可加剧低密度脂蛋白（LDL）在动脉管壁的氧化，促进胆固醇沉积，促进巨噬细胞向泡沫细胞的转变；还可激活基质金属蛋白酶（matrix metalloproteinases，MMPs）并抑制组织金属蛋白酶抑制剂（tissue inhibitor of matrix metalloproteinases，TIMPs）活性，促使纤维帽变薄，诱导斑块由稳定向不稳定转变，甚至破裂。临床研究发现，ACS 患者血浆 MPO 水平升高可能与冠状动脉斑块的不稳定性及易损性相关，患者血浆 MPO 与血清肌钙蛋白 I（cTnI）联合诊断 ACS 的敏感度比单独使用 cTnI 显著增高。值得一提的是，胸痛的出现和初次血样的时间间隔、血液样本存储的条件、患者是否使用过肝素等因素均能影响 MPO 的真实水平，因此必须控制好取样和检测条件。

4. 具有风险分层能力的生物标志物

（1）脂蛋白相关磷脂酶 A2

脂蛋白相关磷脂酶 A2（lipoprotein-associatedphospholipaseA2，Lp-PLA2）是由单核细胞、巨噬细胞和淋巴细胞分泌的一种脂质相关的炎症因子。它在循环中主要通过载脂蛋白 B 与 LDL 相结合，水解 LDL 表面的氧化型卵磷脂，促进溶血磷脂和氧化的脂肪酸释放，引发炎症级联反应，通过刺激内皮细胞的黏附分子和细胞因子的表达，诱导单核细胞和白细胞的趋化性，促进其向动脉壁内皮下迁移；溶血磷脂和氧化的脂肪酸在内膜下沉积促进斑块脂核的发展，并能诱发氧化应激。研究证实，Lp-PLA2 主要集中表达在冠状动脉粥样硬化的斑块中，并富集于斑块的坏死中心和巨噬细胞聚集区。血清 Lp-PLA2 水平可作为预测易损斑块的新的生物标志物，对易损斑块检测的敏感度高于 Hs-CRP。2012 年美国和欧洲的指南推荐 Lp-PLA2 可作为血管特异性的炎症危险因子，用于心血管风险评估。作为潜在的治疗靶点，新近的随机临床试验（SOLID-TIMI-52）采用 Lp-PLA2 抑制剂达普拉缔进行治疗，结果未能观察到患者冠状动脉事件发生率的降低。

（2）生长分化因子 –15

生长分化因子 -15（growth differentiation factor- 15，GDF-15）是转化生长因子 - β 超家族中的一员，又称为巨噬细胞抑制因子 -1（macrophage inhibitory gytokine-1，MIC-1），或者胎盘转化生长因子（placental transforming growth factor beta，PTGF-β），是一种分泌型蛋白。生理状态下表达水平较低，但在缺血、缺氧、促炎因子的刺激下，其在巨噬细胞、平滑肌细胞、内皮细胞等细胞中表达增高，是一种应激诱导细胞因子，并与冠状动脉粥样硬化性心脏病（以下简称冠心病）、心力衰竭、糖尿病、癌症等多种疾病相关。在心血管系统，GDF-15 通过多种信号通路发挥着抑制心肌肥厚、抗凋亡、血管舒张等心血管保护作用。但是在 AS 过程中，GDF-15 可以通过调节巨噬细胞凋亡和 IL-6 依赖的炎症反应介导动脉粥样硬化的血管损伤。在 LDLr-/- 的小鼠模型中，GDF-15 作为急性期调节因子激活 CCR2/TGFBRII 依赖的炎症反应介导血管损伤，增加 AS 斑块的不稳定性。临床研究表明，GDF-15 在 ST 段抬高型心肌梗死（ST segment elevation myocardial infarction，STEMI）、非 ST 段抬高型心肌梗死（Non ST-segment elevation myocardial infarction，NSTEMI）、稳定型心绞痛患者中水平明显增高，且与 ACS 和全因死亡率独立相关，对 ACS 的诊断和预后判断具有重要价值。而且，GDF-15 也对非 ST 段抬高型急性冠状动脉综合征（NSTE-ACS）患者急性期和治疗稳定 6 个月后的不良事件均有独立的预测价值，提示 GDF-15 对冠心病的各个时期均有一定的预测能力。此外，GDF-15 结合 GRACE 风险评分对 NSTE-ACS 患者 6 个月内死亡 / 非致命性心肌梗死的预测能力优于单独应用 GRACE 风险评分，若 GRACE 同时结合 GDF-15 和 Hs-cTnI 则能显著提高对患者预后的预测能力，能为后续治疗提供一定的指导作用。新近研究表明，GDF-15 也与亚临床冠状动脉粥样硬化独立相关，对普通人群也具有潜在的风险分层能力。在一项纳入 3219 例 30 ～ 65 岁的志愿者并随访了 7.3 年的队列研究中，与 GDF-15 ＜ 1200 ng/

L 的志愿者相比，GDF15 ≥ 1800 ng/L 的志愿者中冠状动脉钙化积分 ≥ 10 和冠状动脉钙化积分 ≥ 100 的现象较为普遍，而且显著增加全因死亡率的风险（*HR* 3.5，95% *CI* 2.1 ~ 5.9，*P* < 0.0001）。

（3）其他

正五聚蛋白 3 （pentraxin，PTX3）、分泌性磷脂酶、胎盘源性生长因子、成纤维细胞生长因子 (fibroblast growth factor21，FGF21)、骨桥蛋白 (osteopontin，OPN)、miRNA 等越来越多的分子被发现与 ACS 的发生发展有密切的关系。对这些分子的进一步深入研究有望成为对易损斑块识别和判断预后的新的生物学标志物。

5. 对易损斑块的早期识别和判断对 ACS 的早期诊断及预后评价具有重要的意义

ACS 发生的危险性取决于易损斑块内在的特性，易损斑块的早期识别和判断对 ACS 的早期诊断及预后评价具有重要的意义，并能成为指导 ACS 治疗的重要依据。随着越来越多的生物标志物被发现，评判其是否能成为指导易损斑块治疗的关键是需要它具备至少以下 3 个特点：①具有高度的敏感性和特异性，能识别易损斑块发生和发展的不同阶段，锁定特定人群；②检测方法简单、快捷，有明确的生理值参考范围；③可能成为治疗的靶点。然而遗憾的是，到目前为止真正能满足上述要求的生物标志物少之又少，因此我们当前亟须更多、更准确的研究数据来确定能真正用于指导临床上易损斑块早期诊断的生物学标志物。

参考文献

1. Bentzon JF, Otsuka F, Virmani R, et al. Mechanisms of plaque formation and rupture. Circulation research, 2014, 114 (12): 1852-1866.

2. Naghavi M, Libby P, Falk E, et al. From vulnerable plaque to vulnerable patient: a call for new definitions and risk assessment strategies: Part I. Circulation, 2003, 108 (14): 1664-1672.

3. Caixeta A, Stone GW, Mehran R, et al. Predictive value of C-reactive protein on 30-day and 1-year mortality in acute coronary syndromes: an analysis from the ACUITY trial. Journal of Thrombosis and Thrombolysis, 2011, 31 (2): 154-164.

4. Hong YJ, Jeong MH, Choi YH, et al. Comparison of Coronary Plaque Components between Non-Culprit Lesions in Patients with Acute Coronary Syndrome and Target Lesions in Patients with Stable Angina: Virtual Histology-Intravascular Ultrasound Analysis. Korean circulation journal, 2013, 43 (9): 607-614.

5. Kirbis S, Breskvar UD, Sabovic M, et al. Inflammation markers in patients with coronary artery disease-comparison of intracoronary and

systemic levels. Wiener klinischeWochenschrift, 2010, 122 (S2) 31-34.

6. Koyama K, Yoneyama K, Mitarai T, et al. Association between inflammatory biomarkers and thin-cap fibroatheroma detected by optical coherence tomography in patients with coronary heart disease. Archives of Medical Science : AMS, 2015, 11 (3): 505-512.

7. Lu YF, Lü SZ, Chen YD.Relationship between serum vasoactive factors and plaque morphology in patients with non-ST-segment elevated acute coronary syndrome. Chin Med J (Engl), 2010, 123 (2): 193-197.

8. George J, Schwartzenberg S, Medvedovsky D, et al. Regulatory T cells and IL-10 levels are reduced in patients with vulnerable coronary plaques. Atherosclerosis, 2012, 222 (2): 519-523.

9. Almer G, Summers KL, Scheicher B, et al. Interleukin 10-coated nanoparticle systems compared for molecular imaging of atherosclerotic lesions. International journal of Nanomedicine, 2014, 9 : 4211-4222.

10. Ma T, Gao Q, Zhu F, et al. Th17 cells and IL-17 are involved in the disruption of vulnerable plaques triggered by short-term combination stimulation in apolipoprotein E-knockout mice. Cellular & molecular immunology, 2013, 10 (4): 338-348.

11. Erbel C, Dengler TJ, Wangler S, et al. Expression of IL-17A in human atherosclerotic lesions is associated with increased inflammation and plaque vulnerability. Basic research in Cardiology, 2011, 106 (1): 125-134.

12. Bayes-Genis A, Conover CA, Overgaard MT, et al. Pregnancy-associated plasma protein A as a marker of acute coronary syndromes. N Engl J Med, 2001, 345 (14): 1022-1029.

13. Shah PK. Biomarkers of plaque instability. Curr Cardiol Rep, 2014,

16 (12): 547.

14. Iversen K, Teisner A, Dalager S, et al. Pregnancy associated plasma protein-A (PAPP-A) is not a marker of the vulnerable atherosclerotic plaque. Clinical Biochemistry, 2011, 44 (4): 312-318.

15. Hajek P, Macek M Sr, Peskova M, et al. High positive predictive value of PAPP-A for acute coronary syndrome diagnosis in heparin-naive patients. Journal of Thrombosis and Thrombolysis, 2012, 34 (1): 99-105.

16. Jespersen CH, Vestergaard KR, Schou MP, et al. Pregnancy-associated plasma protein-A and the vulnerable plaque. Biomarkers in Medicine, 2014, 8 (8): 1033-1047.

17. Karakas M, Koenig W. Myeloperoxidase production by macrophage and risk of atherosclerosis. Current atherosclerosis reports, 2012, 14 (3): 277-283.

18. Sawicki M, Sypniewska G, Kozinski M, et al. Diagnostic efficacy of myeloperoxidase for the detection of acute coronary syndromes. Eur J Clin Invest, 2011, 41 (6): 667-671.

19. Anatoliotakis N, Deftereos S, Bouras G, et al. Myeloperoxidase Expressing Inflammation and Oxidative Stress in Cardiovascular Disease. Curr Top Med Chem, 2013, 13 (2): 115-138.

20. Bonnefont-Rousselot D. Lp-PLA2, a biomarker of vascular inflammation and vulnerability of atherosclerosis plaques. Ann Pharm Fr, 2016, 74 (3): 190-197.

21. Fenning RS, Burgert ME, Hamamdzic D, et al. Atherosclerotic plaque inflammation varies between vascular sites and correlates with response to inhibition of lipoprotein-associated phospholipase A2. Journal of

the American Heart Association，2015，4（2）：Pii：e001477.

22. Xu DL，Liu JN，Du YM，et al. The correlation of human serum Lp-PLA2 and hs-CRP and stability of coronary atherosclerotic plaques. Zhonghua Nei Ke Za Zhi，2009，48（8）：651-654.

23. Jellinger PS，Smith DA，Mehta AE，et al. American Association of Clinical Endocrinologists' Guidelines for Management of Dyslipidemia and Prevention of Atherosclerosis. EndocrPract，2012，18（S1）1：1-78.

24. Perk J，De Backer G，Gohlke H，et al. European Guidelines on cardiovascular disease prevention in clinical practice（version 2012）. The Fifth Joint Task Force of the European Society of Cardiology and Other Societies on Cardiovascular Disease Prevention in Clinical Practice （constituted by representatives of nine societies and by invited experts）. European heart journal，2012，33（13）：1635-1701.

25. O'Donoghue ML，Braunwald E，White HD，et al. Effect of darapladib on major coronary events after an acute coronary syndrome：the SOLID-TIMI 52 randomized clinical trial. Jama，2014，312（10）：1006-1015.

26. Adela R，Banerjee SK. GDF-15 as a Target and Biomarker for Diabetes and Cardiovascular Diseases：A Translational Prospective. Journal of Diabetes Research，2015，2015：490842.

27. Bonaterra GA，Zugel S，Thogersen J，et al. Growth differentiation factor-15 deficiency inhibits atherosclerosis progression by regulating interleukin-6-dependent inflammatory response to vascular injury. Journal of the American Heart Association，2012，1（6）：e002550.

28. de Jager SC，Bermudez B，Bot I，et al. Growth differentiation

factor 15 deficiency protects against atherosclerosis by attenuating CCR2-mediated macrophage chemotaxis. The Journal of experimental medicine, 2011, 208 (2): 217-225.

29. Xu X, Li Z, Gao W. Growth differentiation factor 15 in cardiovascular diseases : from bench to bedside. Biomarkers, 2011, 16 (6): 466-475.

30. Krintus M, Kozinski M, Kubica J, et al. Critical appraisal of inflammatory markers in cardiovascular risk stratification. Critical reviews in clinical laboratory sciences, 2014, 51 (5): 263-279.

31. Widera C, Pencina MJ, Bobadilla M, et al. Incremental prognostic value of biomarkers beyond the GRACE (Global Registry of Acute Coronary Events) score and high-sensitivity cardiac troponin T in non-ST-elevation acute coronary syndrome. Clinical chemistry, 2013, 59 (10): 1497-1505.

32. Gopal DM, Larson MG, Januzzi JL, et al. Biomarkers of cardiovascular stress and subclinical atherosclerosis in the community. Clinical chemistry, 2014, 60 (11): 1402-1408.

33. Rohatgi A, Patel P, Das SR, et al. Association of growth differentiation factor-15 with coronary atherosclerosis and mortality in a young, multiethnic population : observations from the Dallas Heart Study. Clinical chemistry, 2012, 58 (1): 172-182.

（徐　明　陈志彦　龚开政）

光学干涉断层显像评估斑块稳定性的新进展

冠状动脉粥样硬化（coronary atherosclerosis，CAAS）斑块破裂或糜烂并发血栓形成是导致急性冠状动脉综合征（acute coronary syndrome，ACS）的主要原因，斑块是否破裂或糜烂主要由动脉粥样硬化斑块的稳定性所决定。因此，早期识别斑块的稳定性并积极指导临床干预有重要意义。光学相干断层成像（optical coherence tomography，OCT）是应用 1300nm 波长的近红外线来对血管进行横断成像的血管内成像技术。其应用于心血管领域源于 1996 年，Brezinski 等人在体外影像研究中发现 OCT 可以分辨与不稳定型心绞痛（unstable angina，UA）相关的薄纤维帽成分。此后，2002 年美国麻省总医院的 Jang 等发表了第 1 篇将 OCT 应用于临床诊治冠心病的文章。自此，OCT 在心血管疾病的图像诊断学中得到广泛应用，并因其极高的分辨率，且观察结果与组织病理学有较高的匹配度，被誉为"光学活检"。

6. 冠状动脉粥样硬化斑块的类型

2002 年，Yabushita 等人对尸体解剖获取的动脉粥样硬化斑块节段进行对应的 OCT 成像和组织学结果对比，建立了纤维斑块、纤维钙化斑块和富含脂质斑块三个类型斑块的图像诊断标准。研究发现，与组织学对照相比，OCT 检测纤维、纤维钙化和富含脂质斑块的敏感度分别是 71% ～ 79%、95% ～ 96% 和 90% ～ 94%，特异性分别是 97% ～ 98%、97% 和 90% ～ 92%，为患者冠状动脉内 OCT 的评价提供了判别基础。一般认为，脂质斑块在 OCT 成像中的特点是边界不清的低信号区，质地均匀，伴较强的信号衰减，其纤维帽表现为均一的高信号区；纤维钙化斑块则主要表现为边界清晰锐利、均一的低信号区，伴较弱的信号衰减；纤维斑块表现为均一的高信号区，质地均匀，伴较弱的信号衰减。但是，对于富含脂质斑块的OCT定义，目前有三种观点：第一种观点把脂质核心角度≥90°的脂质斑块定义为富含脂质斑块；第二种观点则认为脂质核心角度需≥180°；第三种观点认为如果在连续大于或者等于10帧的OCT图像中，脂质斑块的纤维帽厚度均<400μm，脂质核心角度均>90°，则认为是富含脂质斑块。

7. 冠状动脉粥样硬化斑块的稳定性评估

OCT对判断斑块稳定性的一些指标具有很强的精确度，比如薄纤维帽粥样斑块（thin-capped fibroatheroma，TCFA）、纤维帽侵蚀、凸出的钙化结节、微血管、胆固醇结晶、巨噬细胞等。研究表明，60%～70%的冠状动脉事件与TCFA相关，20%～40%与纤维帽侵蚀相关，5%～10%则与凸出的钙化结节有关。

（1）TCFA

TCFA广义上是指具有大脂质核心和薄纤维帽的脂质斑块。早在1997年，Burke等人通过尸检发现冠状动脉狭窄大于50%的斑块，其破裂斑块的平均纤维帽厚度为（23±19）mm，同时发现95%的破裂斑块，其纤维帽

厚度＜ 65μm，因此第一种 TCFA 的 OCT 图像定义，由
Jang IK 等人在 2005 年提出，即脂质斑块的纤维帽厚度
＜ 65μm，且脂质核心大于 2 个象限；然而 Atsushi Tanaka
等人在他们的研究中则将 TCFA 定义为脂质斑块的纤维帽
厚度＜ 70μm，且脂质核心大于 1 个象限，他们发现 TCFA
可能跟无复流相关。Taishi Yonetsu 等人亦对 65μm 这个
临界值提出了异议，他们认为这个值来自尸检标本中的
破裂斑块，其斑块的破裂可能受到标本准备过程中的各
种操作影响，可能不能真实反映体内斑块破裂的真实情
况，因此他们利用 OCT 对临床病例中的破裂斑块做了个
体内研究，发现破裂斑块的平均最薄纤维帽厚度为 54μm
（IQR：50 ～ 60μm），其中 95% 的破裂斑块最薄纤维帽厚
度＜ 80μm，这个数值与之前的 65μm 有一定可比性，因此
他们认为 TCFA 在体内的标准或许应该为脂质斑块的纤维
帽厚度＜ 80μm。最近 Bezerra HG 等人的团队通过两个病例，
尝试利用 OCT 的三维成像技术测量纤维帽的表面面积，取
代常规的纤维帽厚度的测量，从而评估斑块的不稳定性，
但目前尚缺乏相应临床研究。虽然对 TCFA 的定义略有差
异，但是 OCT 无疑可以很明确地判断出 TCFA（图 1-B）。

　　临床的 OCT 研究显示，72% 的 STEMI 患者和 50% 的
NSTEMI 患者的罪犯病变中都可以检测到 TCFA 的存在，

而仅有 20% 的稳定型心绞痛患者可以检测到 TCFA 的存在。近年来研究发现 TCFA 是冠状动脉狭窄进展迅速和远期临床不良事件的一个重要危险因素。Bo Yu 等人对 255 例患者的 643 个冠状动脉斑块进行 OCT 图像分析，发现 TCFA 与冠状动脉的直径狭窄率有关系，在重度狭窄（直径狭窄率 > 70%）病变中 TCFA 的发生率最高，并且 TCFA 的纤维帽厚度最薄，斑块负荷最重。此外，TCFA 的出现也是支架术后心肌梗死及主要不良心血管事件（major adverse cardiovascular events，MACEs）发生的独立危险因素。

（2）钙化结节

钙化结节在 OCT 图像上表现为有一锐利边缘的低背向散射信号区域。钙化结节可以有一非常薄的纤维帽覆盖或者无覆盖而直接裸露。5% ～ 10% 的冠状动脉事件与凸出的钙化结节有关。Takashi Akasaka 等人的团队比较了急性心肌梗死、不稳定型心绞痛以及稳定型心绞痛患者靶病变上的钙化结节特点，发现急性心肌梗死和不稳定型心绞痛患者中斑块钙化的角度、面积和长度要显著小于稳定型心绞痛；急性心肌梗死和不稳定型心绞痛中每个患者斑点样钙化沉积的数量要显著大于稳定型心绞痛，而大钙化沉积的数量却远远要小于稳定型心绞痛，同时斑块破裂与点状钙化沉积的数量呈正比，与大钙化沉积数量呈反比。对钙化沉积的特点进一步分析发现，急性心肌梗死和不稳定型心绞痛患者中的钙化沉积内边距离管腔表面的距离要显著小于稳定型心绞痛患者。这个研究提示，钙化与斑块稳定型显著相关，钙化越小，距离管腔表面越近，斑块可能越不稳定。此外，因钙化越靠近管腔表面，管腔表面就越不规则，这可能会导致血栓形成。但是，钙化结节和继发冠状动脉内血栓形成的相关性仍存在争议，尚需更多的临床研究结果。

（3）不稳定性斑块的其他特征

1）巨噬细胞：与易损斑块密切相关的另外重要因素是巨噬细胞的浸润。巨噬细胞和其他相关炎症细胞能够产生蛋白水解酶来降解细胞外基质，从而破坏粥样硬化斑块纤维帽结构的完整性，促进斑块的破裂，成为易损斑块不稳定的另一个重要因素。巨噬细胞在 OCT 影像中呈现为斑块表面高亮伴高衰减的线状信号（图 1-C）。Tearney 等人在尸检研究中应用 CD68 和平滑肌肌动蛋白免疫过氧化物酶对纤维帽巨噬细胞密度进行形态学鉴定定量分析，并与相应部位 OCT 信号密度的归一化标准差（normalized standard deviation，NSD）进行比较发现，当 OCT 信号 NSD 的阈值在 6.15% ～ 6.35% 时，OCT 检测纤维帽巨噬细胞浓度 > 10% 的敏感性和特异性均为 100%。Luca Di Vito 等人同样在冠状动脉标本中，利用组织学检查和 PCT 图像对比的方式，通过信号密度的 NSD 和粒度测定指标，发现 OCT 对巨噬细胞识别的敏感性达到 100%，特异性达到 96.8%。应用 OCT 信号 NSD 为指标来评价巨噬细胞浓度时发现 ACS 患者巨噬细胞浸润的浓度要显著高于稳定型心绞痛患者的巨噬细胞浸润浓度。

2）微血管和胆固醇结晶：斑块内新生微血管与斑块的生长和进展相关，也被认为是驱使斑块不稳定的重要因素之一，应用 OCT 可以检测到斑块内新生血管的存在，它在 OCT 影像中定义为连续 3 个 OCT 图像截面出现的斑块内部无信号管腔样结构，并且不与血管腔联通（图 1-D）。对进展的 UA 患者的罪犯病变斑块形态进行回顾研究分析发现，与没有新生血管的斑块相比，新生血管化的斑块可以伴随显著的薄纤维帽的发生（81% vs. 47%，$P = 0.002$），并且伴有更薄的纤维帽厚度，更大更长的脂质核心，因而斑块内新生血管促进了斑块的进展，同时导致斑块对他汀类药物治疗较差的反应。Shiro Uemura 等人对无狭窄意义的冠状动脉斑块（non-significant coronary plaques，NSCPs）进行了前瞻性 OCT 图像研究，在 69 个 NSCPs（直径狭窄率＜ 50%）中，有 13 个发生了狭窄程度的进展，相比于未发生进展的斑块，其表现为更多微血管的发生，TCFA的数量，巨噬细胞浸润以及管腔内血栓，单变量回归分析结果提示 TCFA 和微血管与后续的管腔狭窄进展具有高度相关性。但是，目前尚缺乏组织学研究结果对微血管 OCT图像特征的验证。

尸检研究结果发现，死于急性冠状动脉综合征的患者，其冠状动脉斑块里均发现有胆固醇结晶的存在，而无急性冠状动脉综合征的患者标本则未发现胆固醇结晶，对所有斑块而言，胆固醇结晶与斑块破裂、血栓、症状和斑块大小具有强烈相关性。胆固醇结晶化的结果是导致其体积增大。根据这个理论，我们可以推论当胆固醇在斑块的密闭空间结晶化时，可能因体积增大导致斑块破裂。我们通常认为胆固醇结晶在 OCT 图像上表现是病变内的一条薄的线状高亮度区域，其后无信号衰减，从而无背阴影（图1-E）。虽然最近 Adam J. Brown 等人在体外对 1 例人冠状动脉进行了 OCT，用组织学结果验证了胆固醇结晶的 OCT图像特征与上述相同，但是目前仍缺乏大样本组织学研究对胆固醇结晶 OCT 图像特征的验证。

（4）复杂斑块

1）斑块破裂：斑块破裂在 OCT 上表现为斑块纤维帽连续性的中断和斑块内的空腔形成（图 1-A）。OCT 可观察到破裂的详细情况，比如可观察到斑块破裂的位置。根据破裂部位在整个斑块节段的位置，斑块破裂可分为两种类型：斑块中部破裂和斑块肩部破裂。Takashi Akasaka 等人的研究结果表明，斑块肩部破裂多发生在活动状态下发病的患者身上，其破裂的纤维帽厚度要显著厚于静息状态下发病患者纤维帽厚度。Takashi Akasaka 等人根据 OCT 图像重构的纵轴成像将斑块破裂分为三种类型：近端型破裂、远端型破裂以及中间型破裂。近端型破裂定义为破裂孔腔方向与血流方向相反；远端型破裂则指破裂孔腔方向与血流方向一致；中间型破裂是指破裂孔腔在斑块中间。他们研究发现相比于 NSTEMI，STEMI 中破裂斑块的孔腔更大，且更容易发生远端型破裂。

2）纤维帽侵蚀：纤维帽侵蚀是指血管腔内面内皮细胞的丢失和表面血栓（图 1-F）。因为 OCT 的分辨率在 $20\mu m$ 左右，而内皮细胞直径则大概是 $5\mu m$，因此 OCT 并不能直接观察到内皮细胞的损伤或者凋亡情况。虽然有的研究者利用病理标准去识别纤维帽侵蚀，但是判断纤维帽侵蚀还需要内皮细胞的功能评价，而目前的 OCT 并不能做到这

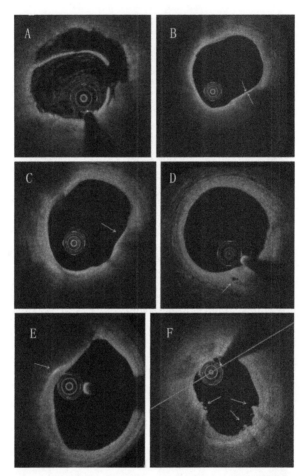

A 斑块破裂；B 薄帽纤维脂质斑块（TCFA），箭头所示为纤维帽最薄处；C 箭头所示为巨噬细胞；D 微血管（箭头所示）；E 胆固醇结晶（箭头所示）；F 纤维帽侵蚀（斑块侵蚀），箭头所示为在未破裂的纤维斑块上存在微小血栓。

图 1　各种斑块形态特点

[图片来源：Di Vito L，Agozzino M，Marco V，et al. Identification and quantification of macrophage presence in coronary atherosclerotic plaques by optical coherence tomography. Eur Heart J Cardiovasc Imaging，2015，16（7）：807–813.]

一点。近年来，Jia 等人结合病理学上的一些斑块侵蚀的关键指标和 OCT 分辨率范围内所能观察到的指标对斑块侵蚀进行了细分。他们用"OCT- 斑块侵蚀"替代"斑块侵蚀"的说法，并根据纤维帽连续性的中断与否以及血栓是否存在对 OCT- 斑块侵蚀做出了定义和分类。明确的 OCT- 斑块侵蚀定义为纤维帽完整，伴血栓且血栓所覆盖的斑块结构可识别（图 2）。可能的 OCT- 斑块侵蚀（图 3）定义为：①不伴血栓，罪犯病变表面不规则；②伴血栓，血栓所覆盖

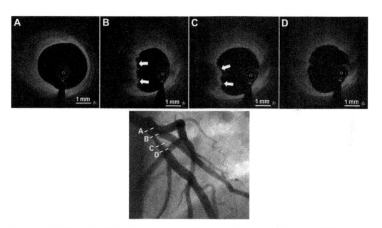

图 2　明确的 OCT- 斑块侵蚀，血栓的近（A）远（D）端显示为纤维斑块，明确的 OCT- 斑块侵蚀表现为不规则的管腔表面，伴血栓覆盖斑块（B，C，箭头所示）（彩图见彩插 1）

[图片来源：Jia H，　Abtahian F，　Aguirre AD，et al. In vivo diagnosis of plaque erosion and calcified nodule in patients with acute coronary syndrome by intravascular optical coherence tomography. J Am Coll Cardiol，2013，62（19）：1748-1758.]

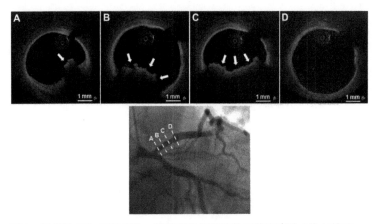

图3　可能的 OCT- 斑块侵蚀，靶病变的近远端并无斑块破裂（从 A 到 D），因残存血栓的存在，靶病变斑块形态不能被观察到（A，B 和 C，箭头所指），同时血栓病变近端和远端未观察到明确脂质斑块和表面钙化（A，D）（彩图见彩插2）

[图片来源：Jia H，Abtahian F，Aguirre AD，et al.In vivo diagnosis of plaque erosion and calcified nodule in patients with acute coronary syndrome by intravascular optical coherence tomography. J Am Coll Cardiol，2013，62（19）：1748-1758.]

斑块结构不可识别，但血栓近端或远端临近处未见浅表钙化或脂质。可能的 OCT- 斑块侵蚀的第一种定义与病理上斑块侵蚀的定义相反，病理上的斑块侵蚀定义要求有血栓形成。之所以定义其为可能斑块侵蚀，是因为考虑到该患者在行 OCT 检查前进行了溶栓或者抗血小板治疗，导致血栓消失。

8. OCT 在评估冠状动脉粥样硬化斑块的稳定性上具有其他影像学检查无可比拟的优势

OCT 在评估冠状动脉粥样硬化斑块的稳定性上具有其他影像学检查无可比拟的优势，虽然目前对有些指标的定义可能存在一定差异，但是无可否认的是不管何种定义，均是在 OCT 对病变进行了详细成像的基础上进行的，所不同的只是定义参数的问题。最新一代的频域 OCT 采用激光作为光源，成像过程无须阻断血流，扫描速度更快，将会给 OCT 的临床应用带来更为广阔的前景。此外，OCT 不仅仅对冠状动脉斑块具有优越的识别作用，同时对冠状动脉支架植入后的支架内情况评估同样具有很强的精确度。

参考文献

1. Brezinski ME, Tearney GJ, Bouma BE, et al. Optical coherence tomography for optical biopsy. Properties and demonstration of vascular pathology. Circulation, 1996, 93 (6): 1206-1213.

2. Jang IK, Bouma BE, Kang DH, et al. Visualization of coronary atherosclerotic plaques in patients using optical coherence tomography: Comparison with intravascular ultrasound. Journal of the American College of Cardiology, 2002, 39 (4): 604-609.

3. Yabushita H, Bouma BE, Houser SL, et al. Characterization of

human atherosclerosis by optical coherence tomography. Circulation, 2002, 106 (13): 1640-1645.

4. Kato K, Yonetsu T, Kim SJ, et al. Nonculprit plaques in patients with acute coronary syndromes have more vulnerable features compared with those with non-acute coronary syndromes : A 3-vessel optical coherence tomography study. Circulation. Cardiovascular imaging, 2012, 5 (4): 433-440.

5. Ino Y, Kubo T, Tanaka A, et al. Difference of culprit lesion morphologies between st-segment elevation myocardial infarction and non-st-segment elevation acute coronary syndrome : An optical coherence tomography study. JACC. Cardiovascular interventions, 2011, 4 (1): 76-82.

6. Yonetsu T, Kakuta T, Lee T, et al. In vivo critical fibrous cap thickness for rupture-prone coronary plaques assessed by optical coherence tomography. European heart journal, 2011, 32 (10): 1251-1259.

7.Jang IK, Tearney GJ, MacNeill B, et al. In vivo characterization of coronary atherosclerotic plaque by use of optical coherence tomography. Circulation, 2005, 111 (12): 1551-1555.

8. Virmani R, Burke AP, Farb A, et al. Pathology of the vulnerable plaque.Journal of the American College of Cardiology, 2006, 47 (8S): C13-18.

9. Burke AP, Farb A, Malcom GT, et al. Coronary risk factors and plaque morphology in men with coronary disease who died suddenly. The New England journal of medicine, 1997, 336 (18): 1276-1282.

10. Tanaka A, Imanishi T, Kitabata H, et al. Lipid-rich plaque and myocardial perfusion after successful stenting in patients with non-st-segment

elevation acute coronary syndrome : An optical coherence tomography study. European heart journal, 2009, 30 (11): 1348-1355.

11. Bezerra HG, Attizzani GF, Costa MA. Three-dimensional imaging of fibrous cap by frequency-domain optical coherence tomography. Catheter Cardiovasc Interv, 2013, 81 (3): 547-549.

12. Uemura S, Ishigami K, Soeda T, et al. Thin-cap fibroatheroma and microchannel findings in optical coherence tomography correlate with subsequent progression of coronary atheromatous plaques. European heart journal, 2012, 33 (1): 78-85.

13. Cheng JM, Garcia-Garcia HM, de Boer SP, et al. In vivo detection of high-risk coronary plaques by radiofrequency intravascular ultrasound and cardiovascular outcome : Results of the atheroremo-ivus study. European heart journal, 2014, 35 (10): 639-647.

14. Stone GW, Maehara A, Lansky AJ, et al. A prospective natural-history study of coronary atherosclerosis. The New England journal of medicine, 2011, 364 (3): 226-235.

15. Tian J, Dauerman H, Toma C, et al. Prevalence and characteristics of tcfa and degree of coronary artery stenosis : An oct, ivus, and angiographic study. Journal of the American College of Cardiology, 2014, 64 (7): 672-680.

16. Yonetsu T, Kakuta T, Lee T, et al. Impact of plaque morphology on creatine kinase-mb elevation in patients with elective stent implantation. International journal of cardiology, 2011, 146 (1): 80-85.

17. Lee T, Yonetsu T, Koura K, et al. Impact of coronary plaque morphology assessed by optical coherence tomography on cardiac troponin

elevation in patients with elective stent implantation. Circulation : Cardiovascular interventions, 2011, 4 (4): 378-386.

18. Karanasos A, Ligthart JM, Witberg KT, et al. Calcified nodules : An underrated mechanism of coronary thrombosis? JACC.Cardiovascular imaging, 2012, 5 (10): 1071-1072.

19. Tearney GJ, Yabushita H, Houser SL, et al. Quantification of macrophage content in atherosclerotic plaques by optical coherence tomography. Circulation, 2003, 107 (1): 113-119.

20. Di Vito L, Agozzino M, Marco V, et al. Identification and quantification of macrophage presence in coronary atherosclerotic plaques by optical coherence tomography. European heart journal cardiovascular Imaging, 2015, 16 (7): 807-813.

21. MacNeill BD, Jang IK, Bouma BE, et al. Focal and multi-focal plaque macrophage distributions in patients with acute and stable presentations of coronary artery disease. Journal of the American College of Cardiology, 2004, 44 (5): 972-979.

22. Kitabata H, Tanaka A, Kubo T, et al. Relation of microchannel structure identified by optical coherence tomography to plaque vulnerability in patients with coronary artery disease. The American journal of cardiology, 2010, 105 (12): 1673-1678.

23. Koole D, Heyligers J, Moll FL, et al. Intraplaque neovascularization and hemorrhage : Markers for cardiovascular risk stratification and therapeutic monitoring. Journal of cardiovascular medicine, 2012, 13 (10): 635-639.

24. Tian J, Hou J, Xing L, et al. Does neovascularization predict response to statin therapy? Optical coherence tomography study. International journal of cardiology, 2012, 158 (3): 469-470.

25. Abela GS, Aziz K, Vedre A, et al. Effect of cholesterol crystals on plaques and intima in arteries of patients with acute coronary and cerebrovascular syndromes. The American journal of cardiology, 2009, 103 (7): 959-968.

26. Brown AJ, Obaid DR, West NE, et al. Cholesterol crystals identified using optical coherence tomography and virtual histology intravascular ultrasound. EuroIntervention, 2015, 11 (2): e1.

27. Tanaka A, Imanishi T, Kitabata H, et al. Morphology of exertion-triggered plaque rupture in patients with acute coronary syndrome : An optical coherence tomography study. Circulation, 2008, 118 (23): 2368-2373.

28. Kubo T, Imanishi T, Takarada S, et al. Assessment of culprit lesion morphology in acute myocardial infarction : Ability of optical coherence tomography compared with intravascular ultrasound and coronary angioscopy. Journal of the American College of Cardiology, 2007, 50 (10): 933-939.

29. Prati F, Regar E, Mintz GS, et al. Expert review document on methodology, terminology, and clinical applications of optical coherence tomography : Physical principles, methodology of image acquisition, and clinical application for assessment of coronary arteries and atherosclerosis. European heart journal, 2010, 31 (4): 401-415.

30. Jia H，Abtahian F，Aguirre AD，et al. In vivo diagnosis of plaque erosion and calcified nodule in patients with acute coronary syndrome by intravascular optical coherence tomography. Journal of the American College of Cardiology，2013，62（19）：1748-1758.

（侯静波）

FFR 指导的冠状动脉介入治疗改善临床预后及提高卫生经济学效力

　　经历数十年的发展，介入治疗已经成为冠状动脉粥样硬化性心脏病（以下简称冠心病）患者的主要治疗措施。2013 年我国经皮冠状动脉介入治疗（percutaneous coronary intervention，PCI）例数已超过 45 万，这些 PCI 的适应证几乎都是基于冠状动脉造影的结果来决定。既往研究表明冠心病患者的预后与心肌缺血及其严重程度密切相关，而冠状动脉造影仅能提供病变解剖学的评价。冠状动脉血流储备分数（fractional flow reserve，FFR）客观准确地评价了病变与心肌缺血之间的关系，以 FFR 指导的治疗策略已被证实安全、经济，并能改善患者的预后。

9. 冠状动脉生理与FFR

冠状动脉的循环系统包括两部分：一部分为行走于心脏表面的心外膜冠状动脉，即冠状动脉造影呈现的血管；另一部分则为心肌内微循环血管（直径＜400μm）。临床工作中，我们往往花费95%的精力通过冠状动脉造影去研究只占冠状动脉循环5%的血管。

冠状动脉的大小因人而异，同一个人处于冠状动脉"树"不同部位的血管其大小也不一样。冠状动脉越远离冠状动脉"树"主干，其直径越小，血流也越少，而阻力增加，灌注压则不变（图4）。

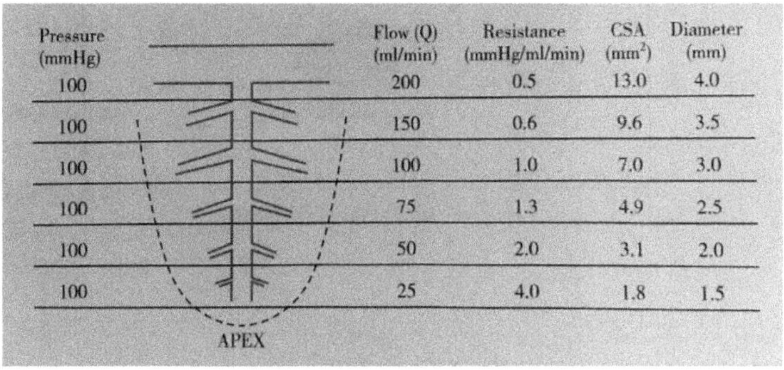

Pressure (mmHg)		Flow (Q) (ml/min)	Resistance (mmHg/ml/min)	CSA (mm²)	Diameter (mm)
100		200	0.5	13.0	4.0
100		150	0.6	9.6	3.5
100		100	1.0	7.0	3.0
100		75	1.3	4.9	2.5
100		50	2.0	3.1	2.0
100		25	4.0	1.8	1.5
	APEX				

图4　冠状动脉"树"

（图片来源：王建安.血流储备分数与冠状动脉功能评价.北京：人民卫生出版社，2012.）

　　人们曾经试图用固定的管腔面积（cross sectional area,
CSA）4.0 mm² 作为显著狭窄的临界值，然而 CSA 4.0 mm²
在不同大小血管其临床意义不同。FFR 是一个基于压力测
量的相对系数，由于冠状动脉压力的相对恒定使得 FFR 测
量避开了个体差异及血管大小不同的影响。FFR 被定义为
心外膜狭窄时冠状动脉提供给支配区域心肌的最大血流量
与同一支冠状动脉正常时提供给心肌的最大血流量的比值，
简化定义为心肌最大充血状态下的狭窄远端冠状动脉内平
均压（Pd）与冠状动脉口部主动脉平均压（Pa）的比值（图
5）。

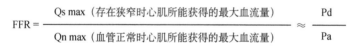

$$FFR = \frac{Qs\ max（存在狭窄时心肌所能获得的最大血流量）}{Qn\ max（血管正常时心肌所能获得的最大血流量）} \approx \frac{Pd}{Pa}$$

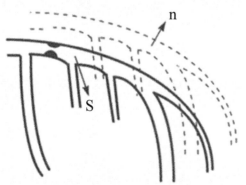

n 代表血管正常时的状态；S 代表血管狭窄时的状态。

图 5　FFR 定义

[图片来源：Pijls NH, De Bruyne B, Peels K, et al. Measurement of fractional
flow reserve to assess the functional severity of coronary-artery stenoses. N Engl J
Med, 1996, 334（26）: 1703-1708.]

FFR 的理论正常值为 "1"。FFR < 0.75 的病变均可诱发心肌缺血（特异度 100%），而 FFR > 0.75 心肌缺血的可能性非常小（敏感度 88%），其中 FFR > 0.80 的病变 90% 以上不会诱发心肌缺血。经过大量的临床研究，目前认为 "0.80" 是 FFR 评估心肌缺血的参考标准。如果 FFR < 0.75，提示该病变有临床干预意义；而 FFR > 0.80 的病变仅需药物治疗。当测得的 FFR 数值为 0.75 ~ 0.80 时，即我们所说的灰色地带，应加大血管扩张药物的剂量，达到最大血管扩张状态，如果还是位于灰色地带，术者可结合患者的临床状况及其他检查结果加以综合判断是否需要介入治疗。

10. FFR 的临床应用

DEFER 和 FAME 研究的结果为 FFR 的临床应用奠定了基础。DEFER 研究是针对单支病变血管 PCI 术后的 5 年随访研究。该研究共入组 325 例冠状动脉中度狭窄无缺血证据的患者，随访 5 年发现对 FFR < 0.75 的病变进行 PCI，可明显改善患者长期预后；而 FFR ≥ 0.75 的病变不能从 PCI 治疗中获益，由这些病变导致的心源性死亡或心肌梗死的年发生率 < 1%，且并不因行 PCI 而减少。FAME

研究的目的在于探索多支血管病变的冠心病患者采用 FFR
指导介入治疗的临床效果（图 6）。FAME 研究 1 年的随访
结果显示，采用 FFR 指导的 PCI 治疗组主要不良心血管事
件（major adverse cardiovascular events，MACEs）的发生
率显著降低 30%，且平均节约支架 0.8 个。随后 FAME 研
究公布了 2 年的随访结果，FFR 指导 PCI 组死亡及心肌梗
死发生率降低 34%，在延迟干预的 513 个病变中，只有 1
个引起了晚期心肌梗死，只有 10 个明确有进展需要再次血
运重建。

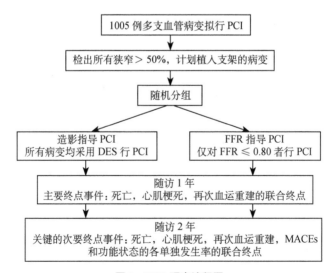

图 6 FAME 研究流程图

（图片来源：王建安 . 血流储备分数与冠状动脉功能评价 . 北京：人民卫生
出版社，2012.）

FAME II 研究的目的是比较 FFR 指导下 PCI 联合最佳药物治疗与单纯最佳药物治疗对于稳定性冠心病患者的临床疗效。在 888 例单支或多支病变患者研究中发现，PCI治疗 FFR < 0.80 的病变可显著降低患者 2 年的急诊血运重建、再发心绞痛和 8 天至 2 年的病死率或心肌梗死发生率。

真实世界的临床研究也证实了 FFR 指导下介入治疗改善临床预后。梅奥医学中心将 2002 年 10 月至 2009 年 12月期间所有进行 PCI 的 7358 例患者分为两组：有（6268 例）或无（1090 例）FFR 指导下进行 PCI，中位随访期为 50.9个月，对各组在此期间的不良心血管事件发生率进行对比，结果显示两组主要不良心血管事件发生率分别为 57.0%（无FFR 指导组）和 50.0%（FFR 指导组）（P=0.016）。韩国著名心血管专家 Park 将 2008—2011 年在其医学中心行 PCI的 5097 名患者（其中 2699 名患者在常规开展 FFR 前行PCI，2398 名患者在常规开展 FFR 后行 PCI）进行总结，分析发现 FFR 使用率从 1.9% 增加到 50.7%（$P < 0.001$），且有 475 名患者因 FFR 的使用延迟 PCI。Park 教授采用倾向评分匹配的方式在常规开展 FFR 前后各选取 2178 名患者，比较两组间支架植入及不良心血管事件发生率的差异，结果发现常规开展 FFR 后支架植入数减少 [1（IQR1–2）vs. 2（IQR 1–3），$P < 0.001$]，不良心血管事件显著

减少（*HR* 0.55，95% *CI* 0.43 ～ 0.70，*P* < 0.001）。我国王
建安教授团队通过真实世界的临床研究也证实 FFR 指导下
介入治疗较常规冠状动脉造影指导介入治疗人均支架植入
数明显减少（0.52 ± 0.82 *vs.* 0.93 ± 0.96，*P* < 0.001）且
显著减少不良心血管事件（*HR* 0.36，95% *CI* 0.20 ～ 0.64，
P < 0.001）。

11. FFR 的卫生经济学效力

公民医疗保健从来不是一个简单的学术问题，而是一
个严峻的社会问题。被舆论视为"美国社会保障体系 45 年
来最大变革"的"奥巴马医改"实施以来，在美国社会围
绕医改的分歧仍然很大。奥巴马医改的提出主要是为没有
医疗保险的美国公民提出医疗保障，医疗费用对于富裕的
美国人民尚且是个难题，更别说人均收入只有美国 1/5 的
中国。FFR 指导下介入治疗改善临床预后，然而 FFR 检查
本身却是一笔昂贵的医疗费用，开展 FFR 的卫生经济学效
力研究是十分必要的。Fearon 教授比较了中度冠状动脉狭
窄患者三种不同介入决策（负荷核素检查指导 PCI，FFR
指导 PCI，直接行 PCI）的费用，研究发现 FFR 指导 PCI
较负荷核素检查指导 PCI 人均节约费用 1795 美元，较直接

行 PCI 人均节约费用 3830 美元。FAME 研究亚组分析发现 FFR 指导 PCI 组人均 1 年总医疗费用显著低于对照组（\$14 315 *vs.* \$16 700，$P < 0.001$）。FAME Ⅱ 研究费用分析提示 FFR 指导 PCI 组由于接受了介入治疗使得 FFR 组初次住院费用高于单纯药物治疗组（\$9927 *vs.* \$3900，$P < 0.001$），但是两组间 6027 美元的费用差距由于 FFR 组在随访期间的不良事件少于单纯药物治疗组，随访 1 年后两组间费用差距由 6027 美元缩小至 2883 美元。虽然 FFR 组增加了费用，但其生存质量显著高于药物治疗组（0.054 *vs.* 0.001 单位，$P < 0.001$），且 FFR 指导 PCI 组的增量成本 - 效益比率为 \$36 000/QALY。我国王建安教授团队真实世界的临床研究也发现，FFR 指导 PCI 组不仅改善临床预后，且不增加初次住院费用，并因减少不良心血管事件，显著降低了不良事件相关费用。

12. FFR 测量技术的展望

FFR 测量技术是目前评估冠状动脉病变功能意义的"金标准"，大规模临床研究已证实了 FFR 指导的 PCI 能改善临床预后、减少支架植入和降低医疗费用，是一种真正高性价比的医疗手段。围绕 FFR 这个概念，新的技术如瞬时无波形比值（iFR）、静息 Pd/Pa、对比剂 FFR（cFFR）及冠状动脉 CTA FFR（FFRCT）也不断涌现，使得 FFR 的概念能够结合到其他的诊断技术中，多角度、多维度地去测量 FFR，这也将促进心血管介入治疗的不断发展。当然，FFR 也不能说明所有问题，只是在我们现有的基础上增加了一个有用的指标，我们也需要探索更多未知的东西。随着我们对解剖、生理、血流动力学这些信息了解得越来越多，对于疾病认识的加深，我们的视野必将越来越宽，治疗效果也会越来越好。

参考文献

1. 国家心血管病中心. 中国心血管病报告 2013. 北京：中国大百科全书全书出版社，2014.

2. Hachamovitch R，Hayes SW，Friedman JD，et al. Comparison of the short-term survival benefit associated with revascularization compared with medical therapy in patients with no prior coronary artery disease undergoing stress myocardial perfusion single photon emission computed tomography. Circulation，2003，107（23）：2900-2907.

3. Iwasaki K. Myocardial ischemia is a key factor in the management of stable coronary artery disease. World journal of cardiology，2014，6（4）：130-139.

4. 王建安. 血流储备分数与冠状动脉功能评价. 北京：人民卫生出

版社，2012.

5. Pijls NH, De Bruyne B, Peels K, et al. Measurement of fractional flow reserve to assess the functional severity of coronary-artery stenoses. The New England journal of medicine, 1996, 334 (26): 1703-1708.

6. Leone AM, Porto I, De Caterina AR, et al. Maximal hyperemia in the assessment of fractional flow reserve : intracoronary adenosine versus intracoronary sodium nitroprusside versus intravenous adenosine : the NASCI (Nitroprussiato versus AdenosinanelleStenosiCoronaricheIntermed ie) study. JACC Cardiovascular interventions, 2012, 5 (4): 402-408.

7. Pijl NH, Van Schaaedenburgh P, Manoharan G, et al. Percutaneous coronary intervention of functionally nonsignificant stenosis : 5-year follow-up of the DEFER Study. Journal of the American College of Cardiology, 2007, 49 (21): 2105-2111.

8. Tonino PA, De Bruyne B, Pijls NH, et al. Fractional flow reserve versus angiography for guiding percutaneous coronary intervention. The New England journal of medicine, 2009, 360 (3): 213-224.

9. Pijls NH, Fearon WF, Tonino PA, et al. Fractional flow reserve versus angiography for guiding percutaneous coronary intervention in patients with multivessel coronary artery disease : 2-year follow-up of the FAME (Fractional Flow Reserve Versus Angiography for Multivessel Evaluation) study. Journal of the American College of Cardiology, 2010, 56 (3): 177-184.

10. De Bruyne B, Pijls NH, Kalesan B, et al. Fractional flow reserve-guided PCI versus medical therapy in stable coronary disease . The New England journal of medicine, 2012, 367 (11): 991-1001.

11. Li J, Elrashidi MY, Flammer AJ, et al. Long-term outcomes of fractional flow reserve-guided vs. angiography-guided percutaneous coronary intervention in contemporary practice. European heart journal, 2013, 34 (18): 1375-1383.

12. Park SJ, Ahn JM, Park GM, et al. Trends in the outcomes of percutaneous coronary intervention with the routine incorporation of fractional flow reserve in real practice. European heart journal, 2013, 34 (43): 3353-3361.

13. Hu P, Tang MY, Song WC, et al. Fractional Flow Reserve Guided Percutaneous Coronary Intervention Improves Clinical Outcome with Reduced Cost in Contemporary Clinical Practice. Chinese medical journal, 2015, 128 (15): 2000-2005.

14. Fearon WF, Yeung AC, Lee DP, et al. Cost-effectiveness of measuring fractional flow reserve to guide coronary interventions. American heart journal, 2003, 145 (5): 882-887.

15. Fearon WF, Bornschein B, Tonino PA, et al. Economic evaluation of fractional flow reserve-guided percutaneous coronary intervention in patients with multivessel disease. Circulation, 2010, 122 (24): 2545-2550.

16. FearonW F, Shilane D, Pijls N H, et al. Cost-effectiveness of percutaneous coronary intervention in patients with stable coronary artery disease and abnormal fractional flow reserve. Circulation, 2013, 128 (12): 1335-1340.

（胡　泼　胡新央　王建安）

核素心肌灌注显像的临床应用与进展

13. 单光子发射计算机断层成像术或正电子发射型计算机断层显像术核素心肌灌注显像诊断冠状动脉粥样硬化性心脏病的价值

单光子发射计算机断层成像术 - 核素心肌灌注显像（Single-photon emission computed tomography-myocardial perfusion imaging，SPECT-MPI）广泛应用于诊断冠状动脉粥样硬化性心脏病（以下简称冠心病）与心肌缺血。对79 项有关 SPECT-MPI 研究（8964 例患者）的荟萃分析发现，SPECT-MPI 诊断冠心病的平均敏感性和特异性分别为 86% 和 74% 。近年出现的一些新型 SPECT 设备和显像剂以及图像采集和图像重建方法的进展进一步提高了 SPECT-MPI 的图像质量和诊断准确性。以上的荟萃分析也发现，若图像质量好，SPECT-MPI 诊断冠心病的敏感性可达 85% ～ 90%，特异性达 75% ～ 80%。SPECT 门控 MPI（G-MPI）在获得心肌血流灌注信息的同时可以测定左室功能并观察室壁运动，有助于区别真性灌注缺损和衰竭伪影。应用衰减校正也有助于区别真性灌注缺损和衰竭伪影。最近一项比较 SPECT 与正电子发射型计算机断层显像 - 核素心肌灌注显像（positron emission computed tomography-myocardial perfusion imaging，PET-MPI）诊断价值的荟萃分析中仅收集了采用门控与衰减校正技术的相关研究，发现 SPECT- MPI 的诊断敏感性和特异性均为 85%。

研究证明，PET-MPI 比 SPECT-MPI 诊断冠心病的准确性更高。一项有关 PET-MPI 的荟萃分析（1442 例患者）发现，PET-MPI 诊断冠心病的平均敏感性和特异性分别为 92% 和 85%。

14. SPECT 和 PET-MPI 在冠心病危险度分层或预后判断中的价值

大量研究证明，合理应用 MPI 能够准确识别高危的冠心病患者，对其实施相应治疗可以改善患者预后。SPECT 或 PET-MPI 可以明确冠状动脉病变的功能意义以及患者发生心脏不良事件的风险，心脏性死亡和心肌梗死（myocardial infarction，MI）风险随着 MPI 灌注缺损面积和程度的增加而上升。无论是运动负荷或药物负荷 MPI 均比单纯的心电图运动试验有着增量的预后价值。

对于检查前根据临床传统危险度分层方法判断为冠心病可能性低（＜10%）的患者人群，进一步进行 MPI 检查的价值不明显。如果患者能够运动且静息心电图无明显异常，需要进一步检查时应选择心电图运动试验而非 MPI。

对于检查前临床判断为中等可疑（10% ～ 90%）冠心病的患者人群，对其中的低端患者（即可疑冠心病10% ～ 60%）不推荐首选 MPI 检查，而应选择 CT 冠状动脉成像（coronary computed tomography angiography，CCTA），CCTA 对这类患者的诊断敏感性和阴性预测值分别达 95% 和 99%。ACC/AHA 指南也建议其中不能运动或静息心电图明显异常的患者应用 CCTA 来检查冠心病。检查前中等可疑冠心病的患者人群中的高端者（即冠心病可能性60%～90%）则更可能从 MPI 这类冠心病功能学检查中获益，CCTA 无法判断冠状动脉病变的血流动力学意义。冠状动脉病变功能意义的判断有助于决定患者是否适合血运重建术。

对于检查前冠心病高可能性（＞90%）或冠心病已确诊的患者，其诊断已不成问题。MPI 这类功能学检查最适合这类患者，根据 MPI 提供的心肌缺血等参数可以对患者进行危险度分层并制定处理方案。此外，已明确诊断为冠心病的患者要考虑粥样硬化斑块的进展，由于冠心病是一个慢性进展性疾病，需要适时地应用 MPI 重新评估患者的心脏事件风险。

（1）临床疑是冠心病的无症状患者

MPI 在临床疑是冠心病但无症状患者中的应用一直存在争议，目前的专家共识与指南也存在矛盾之处。因此，通常是根据患者的临床危险度评估情况来决定其中的高风险人群是否需要进一步进行 MPI 检查。目前建议根据患者的冠状动脉钙化积分（coronary artery calcium score, CACS）值来合理选择需要进一步进行 MPI 检查的患者。对于 CACS ≥ 400 分，或者 CACS 在 100～400 但伴有传统冠心病高危因素的无症状患者建议行 MPI 检查。

（2）临床疑是冠心病的有症状患者

多项研究已证实 SPECT-MPI 在临床疑是冠心病的有症状患者中有良好的预后价值。一项包含 4 万名以上患者的观察性研究发现，MPI 结果正常者的预后良好（年心脏事件率为 0.6%，与普通人群相似），MPI 结果异常者的年心脏事件率则上升 3 ～ 7 倍。患者心脏事件率与 MPI 灌注缺损面积和程度相关。除灌注缺损外，SPECT G-MPI 所测定的左室容量与左室功能（LVEF）参数亦有重要的预后价值。G-MPI 出现的负荷后一过性左心室扩张（TID）提示弥漫严重冠心病。Hachamovitch 等人研究发现，MPI 缺血面积 ≥ 10% 左室面积的患者才能从介入治疗获得预后改善。这一发现也得到了新近一项前瞻性临床试验 COURAGE 研究中 MPI 亚组分析结果的证实，这一亚组分析发现，患者的预后改善与 MPI 心肌缺血的改善程度相关。

与 SPECT 不同，PET 可以测定心肌绝对血流量和冠状动脉血流储备能力（coronary flow reserve，CFR），这些参数比 MPI 灌注缺损有增量的预后价值。Murthy 等人研究证实，PET 测定的 CFR 下降是最强预后因子之一，其预后价值超过临床危险评分和 MPI 显示的相对性灌注缺损。

值得关注的是，MPI 结果正常的患者中 PET 腺苷扩血管负荷时出现弥漫性的心肌血流灌注（myocardial blood flow，MBF）下降或 CFR 下降的亚组患者未来心脏事件率显著增加。对于多支病变等复杂冠心病患者，PET 所测定的绝对心肌血流定量克服了传统 SPECT-MPI 在这类患者中可能出现的各冠状动脉区均衡缺血时的假阴性现象。

（3）稳定性冠心病患者

在稳定性冠心病患者的随访过程中，要考虑复查 MPI 以便对患者重新进行危险度分层，但还没有相关的随机研究来评估系列 MPI 检查方案对患者预后的影响。要根据具体患者的临床情况来决定何时复查 MPI 以便对患者重新进行危险度分层。系列 MPI 检查可以用于指导患者临床处理，也可用于疗效判断。有关系列 MPI 检查的研究也发现，介入治疗可在最佳药物治疗的基础上进一步改善患者心肌缺血，治疗前有严重心肌缺血的患者这一改善更为明显。治疗后的随访 MPI 显示的残余心肌缺血面积与患者死亡和 MI 风险相关，治疗后心肌缺血面积下降 5% 即可见患者不良事件率明显下降。

NSPIRE（Adenosine Sestamibi Post-Infarction Evaluation）研究强调急性心肌梗死（acute myocardial infarction，AMI）

后症状稳定的患者早期行 MPI 检查不仅安全性高，且能准确识别其中的低危和高危患者，从而使 AMI 中相当大一部分低危患者避免接受有创检查并可早期出院。

（4）血运重建术后患者

经皮冠状动脉介入治疗（percutaneous coronary intervention，PCI）或冠状动脉旁路移植术（coronary artery bypass graft，CABG）术后症状复发患者应接受 MPI 检查进行诊断、危险度分层和处理方案制定、血运重建术后无症状患者一般无须进行 MPI 检查，但接受不完全血运重建术的患者，或 PCI 术后 2 年或 CABG 术后 5 年以上的患者可以进行 MPI 检查。

（5）心力衰竭患者

ACC/AHA2013 年心力衰竭指南建议，病因不明的新发心力衰竭患者若无血运重建术禁忌证可以直接进行冠状动脉造影；新发心力衰竭但无心绞痛的冠心病患者如适合进行血运重建术，应接受 MPI 检查以明确心肌缺血和存活心肌情况。指南也指出，其他心力衰竭或左室功能下降的患者也可应用 MPI 来排除冠心病。

对于冠心病伴心力衰竭的患者，存活心肌检查一直是决定患者是否进行血运重建术的重要前提，这一处理策略源于一项荟萃分析的发现，即有存活心肌的患者接受血运重建术的预后要好于没有存活心肌的患者。但是，STICH（Surgical Treatment for Ischemic Heart Failure）研究中将严重缺血性心力衰竭患者随机分入血运重建术组与最佳药物治疗组，是否有存活心肌对全因死亡这一主要研究终点没有影响。不过最新的心力衰竭指南仍然建议冠心病伴心力衰竭的患者应用 MPI 来评价负荷诱发的心肌缺血和存活心肌。与药物治疗相比，有明显冬眠心肌的患者接受早期血运重建术可以改善生存率，尤其是当存活心肌面积超过 10% 左心室面积时。

^{123}I-MIBG（[123]I-meta-iodobenzylguanidine）心脏交感神经受体显像可以反映心脏交感活性。最近发现，NYHA 心功能 Ⅱ ~ Ⅲ 级、LVEF ≤ 35% 的心力衰竭患者中，[123]I-MIBG 心脏受体显像异常是室性心律失常、心脏性猝死和 ICD 放电的独立预测因子。但因缺乏大规模患者队列研究的支持，目前指南并没有建议心力衰竭患者常规进行 ^{123}I-MIBG 显像检查。此外，心脏交感神经受体显像在轻、中度左室收缩功能障碍（LVEF > 35%）患者中的危险度分层价值还没有得到研究。

（6）特殊人群

1）女性患者：由于女性阻塞性冠心病的发病率相对较低、女性冠心病患者症状更不典型以及女性的运动能力普遍较低，女性冠心病的诊断更为困难。近期的 WOMEN 研究（女性心肌缺血的最佳评估方法）数据支持已行心电图运动试验的女性患者，若心电图运动试验结果可疑或心电图有 ST-T 动态变化或其他异常时进一步行负荷 MPI 检查以诊断冠心病并判断预后；MPI 结果正常的女性患者年心脏事件率为 1%，女性患者心脏事件率也与 MPI 灌注缺损面积及程度密切相关。

与男性患者一样，与传统 SPECT-MPI 相比，PET-MPI 对于女性患者也有一样的优势。对于有心血管危险因素的患者，无论临床上有无冠心病表现，扩血管负荷 MBF 和 CFR 下降都有重要的诊断和预后价值。研究证实，冠状动脉微血管功能障碍使男性和女性患者的心脏事件风险均增加。

2）糖尿病患者：糖尿病患者心血管事件高发，而且比非糖尿病患者更易出现无症状冠心病。与非糖尿病患者相比，MPI 出现同样程度灌注缺损时糖尿病患者的预后更差，尤其是其中的女性和 I 型糖尿病患者。

2009 年 ACC/ASNC/AHA/SNM 发布的《核素心脏显像合理应用指南》建议，对有冠心病高危因素，或有冠心病等危症（糖尿病）的临床无症状患者应用 MPI 筛查冠心病是合理的。BARDOT（Basel Asymptomatic high-Risk Diabetics' Outcome Trial）试验是最近一项有关糖尿病伴冠心病高危因素的无症状患者的研究。该研究发现，MPI 结果正常的患者（占 78%）其后出现冠心病症状的概率低，而 MPI 结果异常的患者（占 22%）即使在接受冠心病治疗的情况下其后发展为症状性或无症状性冠心病的风险增加 7 倍以上。ADA、ESC 和欧洲糖尿病研究协会（european association for the study of diabetes，EASD）的相关指南均建议，无症状糖尿病患者若有动脉粥样硬化进展证据或出现以下情况时应接受 MPI 检查以筛查冠心病：静息心电图异常，有周围血管或颈动脉阻塞表现，患者出现胸痛、气短或乏力这类疑是冠心病症状。

无冠心病但 PET 检查有 CFR 下降的糖尿病患者的事件率与冠心病患者相当。相反，CFR 正常的糖尿病患者的事件率与无冠心病或无糖尿病且负荷 MPI 灌注和功能都正常的患者相当。最近的研究证实，糖尿病患者降糖治疗对冠状动脉内皮功能的影响与冠状动脉钙化进展的延缓独立相关。

3）老年患者：一项包含 5200 例老年患者的回顾性研究随访了（2.8+1.7）年，发现老年患者的心脏性病死率也随 MPI 异常程度的增加而增加；其中正常、轻度异常、中重度异常的药物负荷 MPI 患者年心脏性病死率分别为 1.9%、2.7%、7.8%，运动负荷患者分别为 0.7%、1.0% 和 2.7%。值得注意的是，由于静息状态下心肌做功增加，老年患者静息 MBF 普遍偏高，这会导致 CFR 下降。70 岁以上老年人群扩血管状态下 MBF 值较低，其原因是随着年龄增长心血管神经内分泌调节能力下降和冠状动脉平滑肌细胞对腺苷的舒张反应下降。因此，有必要分别重新界定老年冠心病患者的 MBF 和 CFR 正常值范围。

15. 核素心肌灌注显像进展

新一代 CZT（cadmium-zing-telluride）晶体 SPECT 在减少患者辐射剂量的同时可以获得更高质量 MPI 图像，这类新型 SPECT 也可用于融合影像技术。

近年，SPECT 或 PET 与 CT 相结合的心脏融合影像技术发展迅速，融合影像设备可以使患者在一次检查中同时获得有关心脏和冠状动脉的解剖与功能信息，从而为冠心病的诊断与处理提供更有价值的信息。与 CT 测定的 CACS

相比，从 MPI 测定的心肌缺血是更强的心脏事件预测因子，但 CACS 对 MPI 结果正常或异常的患者均有增量的预后价值。将 CCTA 的解剖学检查结果与 MPI 功能学检查结果相结合也有更好的危险度分层价值。PET/CT 这类融合影像设备可以以快速、低辐射、可定量的方案来获得冠状动脉的形态学与血流灌注的融合图像。通常认为当冠心病形态学或功能学检查结果不明确时再行另一项检查更为合理，但如果融合图像显示 CCTA 和 MPI 结果均异常，这类患者行冠状动脉造影发现阻塞性冠心病的可能性最大。另外，MPI 结果正常的患者若 CCTA 显示有 50% 以上程度的狭窄，患者的年心脏事件风险也显著上升（0.6%*vs.*3.8%）。所以，目前的研究结果一致地说明，融合影像可以提供互补而非重叠的预后信息，根据融合影像检查结果可以准确地界定患者所处的冠状动脉粥样硬化分期。

参考文献

1. Underwood SR，Anagnostopoulos C，Cerqueira M，et al. Myocardial perfusion scintigraphy：the evidence. Eur J Nucl Med Mol Imaging，2004，31（2）：261-291.

2. Taylor D，Mouaz Al-M，Benjamin JWC.The role of noninvasive imaging in coronary artery disease detection，prognosis，and clinical

decision making. Can J Cardiol, 2013, 29 (3): 285-296.

3. Wanda A, Oliver G, Michael JZ, et al.Role of risk stratification by SPECT, PET, and hybrid imaging in guiding management of stable patients with ischaemic heart disease : expert panel of the EANM cardiovascular committee and EACVI.EuroHJ-Cardiovascular Imaging, 2015, 16 (12): 1289–1298.

4. McArdle B, Dowsley TF, deKemp RA, et al. Does rubidium-82 PET have superior accuracy to SPECT perfusion imaging for the diagnosis of obstructive coronary disease? A systematic review and meta-analysis. JACC, 2012, 60 (18): 1828-1837.

5. Danad I, Raijmakers PG, Harms HJ, et al. Effect of cardiac hybrid 15O-water PET/CT imaging on downstream referral for invasive coronary angiography and revascularization rate. Eur Heart J-Cardiovasc Imaging., 2014, 15 (2): 170-179.

6. Nandalur KR, Dwamena BA, Choudhri AF, et al. Diagnostic performance of positron emission tomography in the detection of coronary artery disease : a meta-analysis. Acad Radiol, 2008, 15 (4): 444-451.

7. Hendel RC, Berman DS, Pellikka PA, et al. ACCF/ASNC/ACR/ AHA/ASE/SCCT/ SCMR/SNM 2009 Appropriate Use Criteria for Cardiac Radionuclide Imaging : a report of the American College of Cardiology Foundation Appropriate Use Criteria Task Force. J Am Coll Cardiol, 2009, 53 (23): 2201-2229.

8. Flotats A, Knuuti J, Gutberlet M, et al.Hybrid cardiac imaging : SPECT/CT and PET/CT. A joint position statement by the European Association of Nuclear Medicine (EANM), the European Society

of Cardiac Radiology (ESCR) and the European Council of Nuclear Cardiology (ECNC). Eur J Nucl Med Mol Imaging, 2011, 38 (1): 201-212.

9. KimH-L, KimY-J, Lee S-P, et al. Incremental prognostic value of sequential imaging of single-photon emission computed tomography and coronary computed tomography angiography in patients with suspected coronary artery disease. Eur Heart J Cardiovasc Imaging, 2014, 15 (8): 878-885.

10. Hachamovitch R, Hayes SW, Friedman JD, et al. Comparison of the short-term survival benefit associated with revascularization compared with medical therapy in patients with no prior coronary artery disease undergoing stress myocardial perfusion single photon emission computed tomography. Circulation, 2003, 107 (23): 2900-2907.

11. Shaw LJ, Berman DS, Maron DJ, et al. Optimal medical therapy with or without percutaneous coronary intervention to reduce ischemic burden: results from the Clinical Outcomes Utilizing Revascularization and Aggressive Drug Evaluation (COURAGE) trial nuclear substudy. Circulation, 2008, 117 (10): 1283-1291.

12. Murthy VL, NayaM, Taqueti VR, et al. Effects of sex on coronary microvascular dysfunction and cardiac outcomes. Circulation, 2014, 129 (24): 2518-2527.

13. Herzog BA, Husmann L, Valenta I, et al. Long-term prognostic value of 13N-ammonia myocardial perfusion positron emission tomography added value of coronary flow reserve. J Am Coll Cardiol, 2009, 54 (2): 150-156.

14. Wolk MJ, Bailey SR, Kramer CM, et al. ACCF/AHA/ASE/ ASNC/HFSA/HRS /SCAI/SCCT/ SCMR/STS, 2013 multimodality appropriate use criteria for the detection and risk assessment of stable ischemic heart disease : a report of the American college of cardiology foundation appropriate use criteria task force. J Am Coll Cardiol, 2014, 63 (4): 380-406.

15. McMurray JJ, Adamopoulos S, Anker SD, et al. ESC Guidelines for the diagnosis and treatment of acute and chronic heart failure 2012 : the Task Force for theDiagnosis and Treatment of Acute and Chronic Heart Failure 2012 of the European Society of Cardiology. Developed in collaboration with the Heart Failure Association (HFA) of the ESC. Eur Heart J, 2012, 33 (14): 1787-1847.

16. Allman KC, Shaw LJ, Hachamovitch R, et al. Myocardial viability testing and impact of revascularization on prognosis in patients with coronary artery disease and left ventricular dysfunction : a meta-analysis. J Am Coll Cardiol, 2002, 39 (7): 1151-1158.

17. Bonow RO, MaurerG, Lee KL, et al.Myocardial viability and survival in ischemic left ventricular dysfunction. N Engl J Med, 2011, 364 (17): 1617-1625.

18. Jacobson AF, Senior R, Cerqueira MD, et al.ADMIRE-HF Investigators. Myocardial iodine-123 meta-iodobenzylguanidine imaging and cardiac events in heart failure. Results of the prospective ADMIRE-HF (AdreView Myocardial Imaging for Risk Evaluation in Heart Failure) study. J Am Coll Cardiol, 2010, 55 (20): 2212-2221.

19. Shaw LJ, Mieres JH, Hendel RH, et al. Comparative effectiveness

of exercise electrocardiographywith orwithoutmyocardial perfusion single photon emission computed tomography in women with suspected coronary artery disease：Results fromthe what is the optimal method for ischemia evaluation in women（women）trial. Circulation, 2011, 124（11）：1239-1249.

20. Zellweger MJ, Maraun M, Osterhues HH, et al. Progression to overt or silent CAD in asymptomatic patients with diabetes mellitus at high coronary risk：main findings of the prospective multicenter BARDOT trial with a pilot randomized treatment substudy. JACC.Cardiovasc Imaging, 2014, 7（10）：1001-1010.

21. Task ForceM, Ryden L, Grant PJ, et al. ESC guidelines on diabetes, pre-diabetes, and cardiovascular diseases developed in collaboration with the easd：The task force on diabetes, pre-diabetes, and cardiovascular diseases of the european society of cardiology（esc）and developed in collaboration with the european association for the study of diabetes（easd）. EurHeart J, 2013, 34（39）：3035-3087.

22. Murthy VL, NayaM, Foster CR, et al. Association between coronary vascular dysfunction and cardiac mortality in patients with and without diabetes mellitus. Circulation, 2012, 126（15）：1858-1868.

23. Schindler TH, Cadenas J, Facta AD, et al. Improvement in coronary endothelial function is independently associated with a slowed progression of coronary artery calcification in type 2 diabetes mellitus. Eur Heart J, 2009, 30（24）：3064-3073.

24. Uren NG, Camici PG, Melin JA, et al. Effect of aging on myocardial perfusion reserve. J Nucl Med, 1995, 36（11）：2032-2036.

25. Chang SM，Nabi F，Xu J，et al. The coronary artery calcium score and stress myocardial perfusion imaging provide independent and complementary prediction of cardiac risk. J Am Coll Cardiol，2009，54（20）：1872-1882.

26. Kajander S，Joutsiniemi E，Saraste M，et al. Cardiac positron emission tomography/computed tomography imaging accurately detects anatomically and functionally significant coronary artery disease. Circulation，2010，122（6）：603-613.

（李殿富）

负荷心脏磁共振检查对心肌缺血的评估

心肌缺血是心绞痛、X综合征、隐匿性冠心病等冠状动脉粥样硬化性心脏病的共同病理过程。心肌缺血尚可逆转时，表现为冬眠心肌和抑顿心肌。缺血进一步发展将导致不可逆性心肌梗死、心肌舒缩功能障碍，进而影响心肌射血功能，引起一系列临床症状。因此，心肌缺血的早期发现和评估对临床疾病的诊断、治疗及预后评估有着重大意义。随着MRI技术的不断发展，心脏磁共振检查（cardiac magnetic resonance，CMR）以其高空间分辨率、"一站式"检查等优势，已成为检查各类心脏疾病的重要技术。CMR

常用的心肌灌注成像、心血管磁共振钆剂延迟增强（Late-gadolinium Enhancement-Cardiac Magnetic Resonance，LGE-CMR）等技术可以对坏死心肌进行准确判断，但对心肌的活力尚难以准确评估。目前，心肌血流量储备的研究已成为新的关注方向，特别是随着血管重建术在临床的应用，对心肌缺血的评估提出了更高的要求。负荷心脏磁共振检查（Stress Cardiac Magnetic Resonance，Stress CMR）是在CMR 的基础上，将负荷试验原理与 MRI 技术相结合的一种检查方法，其使用提高了对冠状动脉疾病及微循环等原因引起的心肌缺血的诊断敏感性，对临床有着重要意义。

16. 负荷试验病理生理基础

心肌缺血后可出现冬眠心肌、抑顿心肌及梗死心肌三种状态。局部心肌灌注量的减少是发生心肌缺血的最根本原因。血管静息状态下，心肌耗氧量稳定，当血管狭窄程度达到 85% 以上时才会引起心肌灌注血流量的变化，原因是未狭窄段血管壁的代偿性扩张，使冠状动脉血流量得以维持。但在心肌耗氧量增加的负荷状态下，在狭窄程度达到 50%～80% 或狭窄程度更小时就可发生血管末端的心肌缺血。负荷试验中通过诱导血管充血反应，使得正常冠状动脉扩张，而病变冠状动脉并不能相应扩张，产生"窃血效应"，进而表现心肌灌注及心肌功能的改变，使得灌注减低或缺乏的心肌得以显示，用以提示冠状动脉供应与心肌耗氧量不相适应的心肌。

17. 心脏磁共振负荷方法

目前用于增加负荷的方法依据传统可以分为运动负荷法和药物负荷法。其中药物负荷 CMR 常使用的药物大体类型主要有腺苷、双嘧达莫以及多巴酚丁胺。我们亦可以依据其作用原理将其分为间接影响冠状动脉血流储备（coronary blood flow reserve，CFR）负荷法和直接影响 CFR 负荷法。

（1）间接影响 CFR 负荷法

主要包括运动负荷法和多巴酚丁胺负荷法。运动负荷法主要运用蹬车试验等运动方法，通过增加心率，进而增加心肌耗氧量来间接扩张心肌供血血管，造成 CFR 异常，最终导致病变冠状动脉供应心室壁的心肌缺血。因此，可以从心肌灌注异质性和室壁运动异常两方面评价心肌缺血。同时，运动可增加机体对血管舒张药物的敏感性。由于运动负荷增加心肌耗氧量后需通过心脏内皮而扩张冠状动脉末端血管，增加血流量，而冠状动脉疾病（coronary artery disease，CAD）常对心肌内膜有损害，所以运动负荷法较血管扩张药负荷测量得到的 CFR 较低。一些对于运动负荷与双嘧达莫负荷法的对比研究报道认为，运动负荷法在敏感性、准确性及测量的范围等方面更具优势。但是，运动负荷法可能诱发心肌缺血，许多患者也难以配合完成，限制了其在临床的应用。多巴酚丁胺负荷与运动负荷法原理相似，主要是通过作用于心肌细胞 β_1 受体，产生正性肌力作用，增加心肌耗氧量，间接影响 CFR。因此在 CMR 扫描时所使用的间接影响 CFR 负荷法主要是使用多巴酚丁胺。

（2）直接影响 CFR 负荷法

直接影响 CFR 负荷法即血管扩张药诱导负荷法。常用的血管扩张药物主要包括腺苷及双嘧达莫。他们主要激动正常冠状动脉内皮细胞膜上的 A_{2A} 受体，通过 G 蛋白偶联产生扩血管作用，而对于受损心肌血管无作用。其中腺苷药物半衰期仅为 12 秒，负荷作用持续时间为 4 ～ 8 分钟，对负荷 CMR 的检查时间适应性较好；双嘧达莫的药物半衰期为 90 分钟，作用时间为 10 ～ 12 分钟。因为，血管扩张药物不通过增加心肌耗氧量诱导血管扩张，因此，只会增加冠状动脉血流异质性而不易诱导心肌缺血。目前 β 受体抑制剂是否会降低血管扩张药的作用尚不明确，但有研究表明，在使用 β 受体阻滞药的心肌缺血的患者中，腺苷负荷试验相对运动负荷试验诊断心肌缺血的敏感性更高。由于腺苷和双嘧达莫为非选择性 A_{2A} 受体激动药，因而当其作用于 A_1 与 A_{2B} 受体时，可能导致头痛、头晕、低血压、心率加快、支气管痉挛等不良反应，而由于双嘧达莫作用时间更长，其产生的不良反应较腺苷更明显。这种不良反应可以通过使用氨茶碱来中断试验，亦可以使用支气管扩张药、控制药物灌注速度由快到慢以减轻支气管痉挛等不良反应。

鉴于普通血管扩张药物的不良反应，理想的负荷试验药物应具备快速起效、作用时间短、不良反应少、操作方便、较强的冠状动脉扩张作用等优点。目前，选择性 A_{2A} 受体激动药瑞加德松被广泛研究后认为是较为理想的负荷药物。研究显示瑞加德松对 A_{2A} 受体有较强的选择性，其致支气管收缩作用较小，其作用时间在 8 ～ 10 分钟（也有认为可持续长于 15 分钟）。瑞加德松可直接静脉团注（0.4 mg 于 10 秒内完成团注），无须持续静脉滴注；瑞加德松对肾病患者同样适用。目前，瑞加德松已被美国食品及药物管理局（Food and Drug Administration，FDA）批准使用，在美国及欧洲多国应用于负荷心肌 MRI。

18. 负荷心肌灌注

近几年来，随着 MR 成像的发展，心肌灌注成像（myocardial perfusion imaging，MPI）已经被证明了其检测心肌缺血的能力。与 SPECT 及其他灌注方法相比，MPI 有许多优点，如无电离辐射，更高的空间分辨率，无须衰减对比剂。MPI 通过团注顺磁性对比剂钆，利用正常灌注的心肌摄取钆较缺血心肌明显这一原理，定性判断心肌活性。正常心肌的钆对比剂灌注均匀，心肌缺血时心肌组织灌注减低，表现为动脉早期灌注缺损及灌注时间延迟。同时记录心肌对比增强的速率，获得增强对比时间曲线，从而评估心肌血流量（myocardial blood flow，MBF）。当出现心肌缺血时，MBF 降低。由于心肌缺血时，心肌灌注异质性的出现多早于室壁运动障碍，且不易受正常心肌的影响，所以心肌灌注较室壁运动分析可以作为鉴别心肌缺血的早期临床指标。

心肌灌注不仅可以精确测量由于心外膜冠状动脉狭窄引起的心肌缺血区，还可以显示局部异常微小动脉闭塞及微循环紊乱引起的心肌缺血区。这对于血管重建术的有效实施和患者筛选有着重要意义。以往评估心外膜冠状动脉狭窄对心肌血供的影响多以心肌血流储备分数（fractional flow reserve，FFR）为标准。FFR 是一种检测心外膜下冠状动脉功能性狭窄的有效工具，其对血管再通手术治疗的指导价值优于定量冠状动脉造影（quantitative coronary angiography，QCA）。然而，对于微血管病变的患者，FFR 因为狭窄远端的压力通常会受到影响，可能低估了缺血的程度，此时 MPI 更具有优势。有实验证明，作为一种无创检查方法，MPI 对 CAD 高度危险性的临床患者可以作为证实性检查。总之，对于患者的 CAD 诊断，MPI 具有较大的临床实用性。

此外，在急性心肌梗死后，经常会发生微血管阻塞。这时，即使心外膜下冠状动脉处于开放状态，微血管阻塞依然代表心肌严重损伤的存在，可在心肌灌注图像中表现为一个残余的异常心肌灌注区。Hombach V 等人研究发现，在急性心肌梗死的幸存者中，根据 CMR 灌注图像检测发现微冠状动脉阻塞的存在时，尽管由微血管阻塞导致的异常心肌灌注区占左心室心肌的百分比很小，但其依然具有提示急性心肌梗死预后不良的意义。

Stress CMP 中，通过腺苷等血管扩张药的使用，使正常冠状动脉所属的小动脉扩张，血流量增加，而狭窄冠状动脉所属的小动脉早已因缺血而扩张，失去再扩张的储备能力，对腺苷等扩血管药物效应的反应有限。因而在正常血管心肌供血区血流量增加的情况下，狭窄血管供血区的血流量反而相对减少，形成对狭窄血管供血区的"窃血效应"，造成狭窄血管供血区灌注压力下降，毛细血管网闭塞，心肌灌注不足，充血期血流量减少。因此，增加负荷心肌灌注试验可以提高心肌缺血检出的敏感性。同时，负荷灌注试验可以通过半定量计算 MPI 更好地判断心肌缺血程度。Stress CMP 通过分别在静息与负荷阶段获得的 MBF 进行定量计算，得出心肌灌注储备（myocardial perfusion reserve，MPR）。MPR 被定义为心肌负荷状态下与静息状态下 MBF 的比值。Rieber 等人研究发现，在以 FFR 作为心肌缺血冠状动脉狭窄的诊断参考标准时，以 MPR 的值降低 1.5 作为诊断冠状动脉病变的标准，其敏感性为 88%，特异性为 90%。最近的研究表明，MPR 比绝对 MBF 确定灌注受损区域更可靠。此外，生理学相关研究表明，高运动负荷和高耗氧量状态下，血流量不均匀分布倾向于发生在心内膜下心肌，使得心内膜更易缺血。在负荷条件下，当心肌灌注受限时，心内膜下与心外膜血流的比率将从正常的 1.15 ∶ 1 下降到 1 ∶ 1。Stress CMR 可以通过计算透壁灌注梯度储备（TPGR）[透壁灌注梯度（TPG）=

心内膜心肌血流速率 / 心外膜心肌血流速率，TPGR=TPG
负荷 /TPG 静息]，能够发现微循环紊乱引起的灌注缺损，
对不均匀性灌注进行有效评估。Jingwei Pan 等人研究表
明 TPGR 相对于 TPG，其诊断冠状动脉狭窄准确性更高。
TPGR 通过评估可疑的灌注损伤，对患者临床症状的诊断
起到了重要的作用，并且可以指导治疗方案。

除了半定量分析以外，目前，CMP 已可以利用无须模
型的反卷积技术定量测定 MFR 及相关指标。目前，定量
CMR 灌注成像已发展成为一个强大的非创伤性成像工具，
对于评价疑似 CAD 患者具有独特的意义。

19. 负荷心肌功能成像

负荷心肌功能成像是基于运动负荷 CMR 与多巴酚丁
胺负荷 CMR 的一种成像方法，利用运动负荷或多巴酚丁
胺对正常心肌的心肌收缩力增加较缺血心肌明显这一原理，
通过对左心室局部室壁运动的观察评估潜在的心肌缺血
区域。

以往，MR 在患者屏气期间通过心电门控技术，利
用平衡稳态自由进动技术（balance the Steady-State Free
Precession Technology，b-SSFP）进行动态 MRI 心脏电影

图像采集，进而准确测量心室容积及射血分数，观察局部室壁运动和收缩模式。但受限于 MR 的采集速率，数据采集在多个心动周期，时间分辨率较低，导致了其测量准确性的下降。因此负荷运动成像未能得到广泛应用。近年来，随着实时心脏 MR 电影技术的运用，它可以在 1 次心动周期内快速采集数据，从而增加了图像的时间分辨率，并且可用于心室纤维化及不能屏气的患者。以往标准 2D 技术在其空间覆盖范围存在着限制，在定量测定心肌缺血组织的体积并指导血管重建术时需要几何假设，而且 2D 的心脏电影扫描仅可获得心肌的有限层面，影响诊断准确性和显示效能。3D 技术可以 1 次涵盖整个左心室，并且无须几何假设，同时利用 3D 心肌标记技术可以在 1 个心动周期内分析局部心室运动范围，定量计算心肌张力。

由于运动负荷 CMR 的临床局限性，节段性心肌室壁运动评估主要通过多巴酚丁胺负荷试验进行。多巴酚丁胺主要对于冬眠心肌产生负荷作用。冬眠心肌的概念及相关病生理改变在 1986 年被 Braunwald E 首次描述，冬眠心肌通常是指冠状动脉狭窄所致的静息状态下节段性心肌运动功能障碍，心肌仍然存活且未出现坏死或瘢痕，再血管化治疗可以使得上述有功能障碍的心肌恢复正常。冬眠心肌的特点是：局部功能可以在使用小剂量多巴酚丁胺后改善或提高，而大剂量会导致缺血恶化。大剂量的多巴酚丁胺负荷试验可能导致心肌缺血恶化，室壁运动较静息时出现新增异常运动区域，使患者发生不良事件的风险增加，一般用于可疑或不确定的 CAD 患者。小剂量多巴酚丁胺负荷灌注可增加正常心肌的心肌收缩力，而对缺血心肌作用较弱，故采用测量收缩末期心室室壁厚度经行评估。

20. Stress CMR 与负荷超声、SPECT 的对比

心外膜下冠状动脉狭窄、动脉粥样硬化疾病或小血管疾病和微循环功能障碍都可能导致 MBF 受损。与负荷超声心动相比，负荷 CMR 提供了可靠的图像质量，不受成像声窗的限制，不受操作者水平的影响。每个负荷水平，图像都能够在标准层面内获得，并且可以在远程工作站进行比较，以降低操作者依赖性。与 SPECT 对比，MRI 可以在获得相同灌注信息的同时提高空间分辨率，无电离辐射，并且可以进行一站式检查。此外，MRI 更好的空间分辨率使其可以观察到更小的、位于心内膜下且被 SPECT 忽略的灌注缺损。stress CMR 同样有其一定的局限性，包括图像质量稳定性的不足、图像后处理的烦琐等方面，有待

于更好、更新技术的发展予以解决。

总之，负荷 CMR 以其优良的空间分辨率、"一站式"检查、无创性，通过负荷心肌灌注成像及负荷功能成像，对心肌缺血的诊断有着明显的优势，该检查的临床应用提高了诊断冠状动脉疾病及微循环障碍所致心肌缺血的敏感性，对临床有着重要意义。

参考文献

1. Verna E, Ceriani L, Provasoli S, et al. Larger perfusiondefects with exercise compared with dipyridamole SPECT（exercise-dipyridamolemismatch）may reflect differences in epicardial and microvascular coronarydysfunction：when the stressor matters. J Nucl Cardiol, 2007, 14（6）：818-826.

2. Botvinick EH. Current Methods of Pharmacologic Stress Testingand the Potential Advantages of New Agents.Journal of Nuclear Medicine Technology, 2009, 37（1）：14-25.

3. Chow BJ, Beanlands RS, Lee A, et al. Treadmill exercise produces larger perfusion defects than dipyridamole stress N-13 ammonia positron emission tomography. J Am Coll Cardiol, 2006, 47（2）：411-416.

4. Dhalla AK, Wong MY, Wang L, et al. Mechanism of tachycardia during myocardial perfusion imaging with adenosine [abstract]. J Nucl Cardiol, 2004, 11（11）：S2.

5. Gao Z, Li Z, Baker SP, et al. Novel short-acting A2A adenosine

receptor agonistsfor coronary vasodilation：inverse relationship between affinity and duration ofaction of A2A agonists. J Pharmacol Exp Ther，2001，298（1）：209-218.

6. Zablocki J，Palle V，Blackburn B，et al. 2-substituted pi system derivatives of adenosine that are coronary vasodilators acting via the A2A adenosine receptor.Nucleosides Nucleotides Nucleic Acids，2001，20（4-7）：343-360.

7. Bhave NM，Freed BH，Yodwut C，et al.Considerations when measuring myocardial perfusion reserve by cardiovascular magnetic resonance using regadenoson. Journal of Cardiovascular Magnetic Resonance，2012，14：89.

8. Ananthasubramaniam K，Weiss R，McNutt B，et al. A randomized，double-blind，placebo-controlledstudy of the safety and tolerance ofregadenoson in subjects with stage 3 or 4chronic kidney disease. Journal of Nuclear Cardiology，2012，19（2）：319-329.

9. Tonino PA，De Bruyne B，Pijls NH，et al. Fractional flow reserve versus angiography for guiding percutaneous coronary intervention. N Engl J Med，2009，360（3）：213-224.

10. De Bruyne B，Pijls NH，Kalesan B，et al. Fractional flow reserve-guided PCI versus medicaltherapy in stable coronary disease. N Engl J Med，2012，367（11）：991-1001.

11. Meuwissen M，Chamuleau SA，Siebes M，et al.Role of variability in microvascular resistance onfractional flow reserve and coronary blood flowvelocity reserve in intermediate coronary lesions.Circulation，2001，103（2）：184-187.

12. Li M, Zhou T, Yang LF, et al. Diagnostic accuracy of myocardial magnetic resonance perfusion to diagnose ischemic stenosis with fractional flow reserve as reference : systematic review and meta-analysis. JACC Cardiovasc Imaging, 2014, 7 (11): 1098-1105.

13. Hombach V, Grebe O, Merkle N, et al. Sequelae of acutemyocardial infarction regarding cardiac structure and function and their prognostic significance asassessed by magnetic resonance imaging. Eur Heart J, 2005, 26 (6): 549-557.

14. Arai AE. The cardiac magnetic resonance (CMR) approach to assessing myocardial viability.Journal of Nuclear Cardiology, 2011, 18 (6): 1095-1102.

15. Rieber J, Huber A, Erhard I, et al. Cardiac magnetic resonance-perfusion imaging for the functionalassessment of coronary arterydisease : a comparison with coronaryangiography and fractional flowreserve. Eur Heart J, 2006, 2 (1): 127-143.

16. Bache RJ, Schwartz JS. Effect of perfusion pressure distal to a coronarystenosis on transmural myocardial blood flow. Circulation, 1982, 65 (5): 928-935.

17. Pan J, Huang S, Lu Z, et al. Comparison of myocardial transmural perfusion gradientby magnetic resonance imaging to fractional flow reservein patients with suspected coronary artery disease.The American Journal of Cardiology, 2015, 115 (10): 1333-1340.

18. Heydari B, Kwong RY, Jerosch-Herold M. Technical advances and clinical applications of quantitative myocardial blood flow imaging with

cardiac MRI.Progress in CardiovascularDiseases，2015，57（6）：615-622.

19. Florian A，Jurcut R，Ginghina C，et al. Cardiac magnetic resonance imaging in ischemic heart disease：a clinical review. Journal of Medicine and Life，2011，4（4）：330-345.

20. Jogiya R，Kozerke S，Morton G，et al. Validation of dynamic 3-dimensional whole heartmagnetic resonance myocardial perfusion imaging against fractionalflow reserve for the detection of significant coronary artery disease.J Am Coll Cardiol，2012，60（8）：756-765.

21. Brauwald E，Rutherford JD. Reversible ischemic left ventricular dysfunction：evidence for the "hibernating myocardium"．J Am Coll Cardiol，1986，8（6）：1467-1470.

（杨洁谨　邱建星）

强化他汀治疗是否真的适合中国人群?

　　近几十年来人们对冠状动脉粥样硬化性心脏病（以下简称冠心病）的病理生理过程有了逐步深入的了解，针对冠心病的药物治疗也取得了长足的进步，尤其是他汀类药物更是在冠心病的一级和二级预防中发挥了举足轻重的作用。已有的循证医学证据充分显示了他汀类药物可以显著降低心血管事件（包括缺血性脑卒中、心肌梗死、冠心病死亡等）的发生率，降低冠心病患者病死率，改善预后。

21. 经皮冠状动脉介入治疗前是否应使用大剂量他汀类药物存争议

早在 10 年前，西方就有学者发现经皮冠状动脉成形术（percutaneous coronary intervention，PCI），术前给予阿托伐他汀预处理可以减少心肌损伤的发生，由此一系列针对 PCI 围术期他汀干预的研究相继展开。其中"阿托伐他汀减少血管成形术围术期心肌损伤研究（ARMYDA）""预防或减少事件发生的新方法研究（NAPLES）"（表 1）以及后续的一些临床研究取得了类似的结果，均证实 PCI 围术期应用大剂量他汀治疗可以减少心血管事件的发生。与此同时，几篇荟萃分析的结论也支持 PCI 术前进行强化他

表 1　ARMYDA、NAPLES 系列研究

ACS 围术期的处理方案	PCI 术前 3 ~ 7 天服用他汀	ARMYDA-1（+）	降低围术期心肌梗死和心房颤动风险
		ARMYDA-3（+）	
		NAPLES I（+）	
	PCI 术前负荷量他汀	NAPLES II（+）	降低围术期心肌梗死风险
	PCI 术前负荷量他汀，术后继续他汀治疗 1 个月	ARMYDA-ACS（+）	改善术后 30 天预后
		ARMYDA-RECAPTURE（+）	

（表格来源：参考文献 1 ~ 5）

汀预处理可以降低围术期心肌梗死和主要心血管不良事件（major adverse cardiovascular events，MACEs）的发生率。在这些证据的支持下，2011 年美国心脏病学会基金会 / 美国心脏学会 / 心血管造影和介入学会（ACCF/AHA/SCAI）在 PCI 指南更新中推荐 PCI 术前使用高剂量他汀治疗降低围术期心肌梗死风险，术后予以强化他汀治疗进行二级预防。2012 欧洲心脏病学会急性 ST 段抬高型心肌梗死管理指南中再次强调了强化他汀治疗并首次推荐阿托伐他汀 80mg/d 治疗。然而上述一系列临床研究也存在着一些明显的局限性，比如大多数临床研究是由单中心独立完成，样本量偏小，所观察的指标如 PCI 术后心肌损伤发生率（30%～40%）偏高，与我们的临床实践不相符。此外，这些临床试验数据主要来自西方人群，由于遗传背景的差异，直接将上述结论应用于中国人群显然是不合适的。

由霍勇教授牵头的中国冠心病人群强化他汀治疗研究（ISCAP）入选了 1202 例患有稳定型心绞痛和非 ST 段抬高型急性冠状动脉综合征的患者，随机分成阿托伐他汀强化治疗组和一般治疗组，强化组术前 2 天分别予 80mg 阿托伐他汀，术后 30 天每天给予阿托伐他汀 40mg，随后进行一般性他汀治疗，对照组则全程采用一般性他汀的治疗方案。在 PCI 术后 24 小时、30 天、6 个月检测患者的心肌损伤、炎症指标、治疗的安全性以及心血管事件的发生率（图 7）。最终的研究结果显示择期 PCI 围术期行大剂量阿托伐他汀治疗并未带来更多的临床获益，而中国人群对于大剂量他汀治疗的耐受性良好，安全性较高。

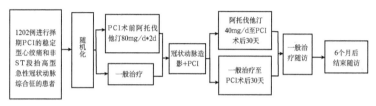

图 7　ISCAP 研究流程图

[图片来源：Zheng B，Jiang J，Liu H，et al. Efficacy and safety of serial atorvastatin load in Chinese patients undergoing elective percutaneous coronary intervention：results of the ISCAP（intensive statin therapy for Chinese patients with coronary artery disease undergoing percutaneous coronary intervention）randomized controlled trial. Euro Heart J，2015，17（SB）：B47-B56.]

　　另一项研究也得出了类似的结论。上海中山医院葛均波院士牵头，中韩联合开展的 ALPACS 研究选择了 335 名未曾服用过他汀的非 ST 抬高急性冠状动脉综合征的亚洲患者，强化治疗组术前 12 小时口服阿托伐他汀 80mg，术前 2 小时再次口服 40mg，术后口服 40mg30 天，对照组按照 2007 年 ACC/AHA 非 ST 抬高型急性冠状动脉综合征指南的推荐进行治疗。随访 30 天后，研究者发现强化组与对照组心血管事件及心肌损伤指标均无显著差异。再次证明非 ST 抬高急性冠状动脉综合征患者围术期强化降脂治疗无明显获益。

ISCAP 研究和 ALPACS 研究所得出的结论与先前的 ARMYDA 系列研究并不相同，究其原因，除了种族差异导致患者对药物反应不同外，还可能与操作水平和患者病情的严重程度等有一定关系。在 ISCAP 研究中，入组患者冠状动脉病变更为复杂严重，很多为多支血管病变，并且植入支架长度也较之前研究更长。之前的 ARMYDA-RECAPTURE 研究显示，植入多个支架的患者不良心血管事件发生风险更高，ISCAP 亚组分析也提示支架长度是 MACEs 的独立危险因素。植入更长的血管支架等因素可以使心肌损伤的风险更高，可能掩饰了他汀药物对心脏的保护作用。ALPACS 研究中多支血管病变的处理率和药物洗脱支架的使用率更高，在此前的 ARMYDA-ACS 研究中，34% 阿托伐他汀组是多支血管病变，但仅有 20% 的患者进行了多支血管介入治疗，而且所有患者中仅 64% 的人使用了药物洗脱支架。这些入组和操作上的差异都可能对他汀保护作用的研究结果产生一定影响。

22. 急性冠状动脉综合征患者强化他汀治疗获益可能有限

近些年，几项关于西方人群急性冠状动脉综合征患者的临床研究显示强化他汀治疗可使患者获益。东方人群血脂的基线值低于西方人群。已经有研究证实，随着患者血低密度脂蛋白胆固醇（LDL-C）水平的下降，强化降脂治疗效果也会减弱，所以针对西方人群设计的临床试验所获取的研究结论可能并不适用于东方人群。中南大学湘雅二医院的赵水平教授牵头的 CHILLAS 研究入选的急性冠状动脉综合征（acute coronary syndrome，ACS）患者基线 LDL-C 为 2.7mmol/L，更符合东方人群的实际血脂水平。强化治疗组使用 20 ～ 40mg/d 阿托伐他汀或等效剂量其他他汀，对照组则使用 10mg/d 阿托伐他汀或等效剂量其他他汀（图 8），随访 2 年后，研究者发现强化组 LDL-C 水平较对照组仅多降低 6.4%，并且强化组在减少终点事件（包括心源性死亡、非致命急性心肌梗死、PCI 或冠状动脉旁路移植术行再血管化治疗、缺血性脑卒中和需紧急住院的不稳定性心绞痛或心力衰竭）方面并未有更多获益。CHILLAS 研究说明对于血脂水平相对较低的急性冠状动脉综合征患者，强化他汀治疗可能并无获益。但 CHILLAS

研究同样存在一些局限性，比如样本量偏小，LDL-C 水平较高的 ACS 患者未纳入本项研究，因而强化他汀治疗是否可使 LDL-C 水平较高的 ACS 患者获益仍缺乏循证医学证据（表 2）。

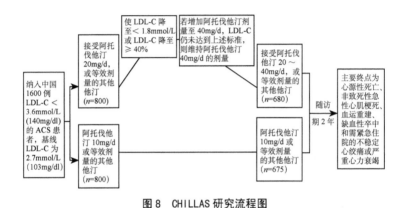

图 8　CHILLAS 研究流程图

[图片来源：Zhao SP，Yu BL，Peng DQ，et al. The effect of moderate-dose versus double-dose statins on patients with acute coronary syndrome in China： Results of the CHILLAS trial. Atherosclerosis，2014，233（2）：707-712.]

综上所述，到目前为止，已有的循证医学证据均没有显示在中国人群中使用强化他汀可以进一步获益，无论是否接受介入治疗。但显而易见，已有的临床研究都存在着一定的局限性。目前，否定强化他汀在中国人群中的获益为时尚早。最近，瑞舒伐他汀在亚洲人群（包括中国人群）的一些小规模的研究中显示，与常规剂量的他汀相比，瑞舒伐他汀在 PCI 术前强化治疗可以进一步减少 PCI 围术期心血管事件的风险。因此，尚需开展更多的高质量的临床研究来评价中国人群是否可以从强化他汀治疗中获益。

表 2　ALPACS、ISCAP、CHILLAS 研究汇总

研究名称	研究人群	入选人数（例）	随访时间	实验组 / 对照组干预措施	主要终点
ALPACS 研究	NSTE-ACS	335	30 天	阿托伐他汀术前 12 小时 80mg，术前 2 小时 40mg/ 常规治疗	PCI 术后 30 天 MACEs（包括死亡、心肌梗死、靶血管的再血管化治疗）
ISCAP 研究	稳定型 AP / NSTE-ACS	1202	6 个月	阿托伐他汀术前 80mg*2d，术后 40mg*30d/ 常规治疗	PCI 术后 30 天 MACEs、心脏死亡、心肌梗死、靶血管重建术发生率
CHILLAS 研究	ACS	1355	2 年	阿托伐他汀 40mg/ 阿托伐他汀 10mg	心脏性死亡、心肌梗死、再次血运重建、缺血性卒中、因不稳定型心绞痛或严重心力衰竭住院

[表格来源：Zheng B，Jiang J，Liu H，et al. Efficacy and safety of serial atorvastatin load in Chinese patients undergoing elective percutaneous coronary intervention：results of the ISCAP（intensive statin therapy for Chinese patients with coronary artery disease undergoing percutaneous coronary intervention）randomized controlled trial. Euro Heart J，2015，17（SB）：B47–B56.]

参考文献

1. Pasceri V, Patti G, Nusca A, et al. Randomized trial of atorvastatin for reduction of myocardial damage during coronary intervention : results from the ARMYDA (Atorvastatin for Reduction of Myocardial Damage during Angioplasty) study.Circulation, 2004, 110 (6): 674-678.

2. Patti G, Pasceri V, Colonna G, et al. Atorvastatin pretreatment improves outcomes in patients with acute coronary syndromes undergoing early percutaneous coronary intervention : results of the ARMYDA-ACS randomized trial. J Am Coll Cardiol, 2007, 49 (12): 1272-1278.

3. Di Sciascio G, Patti G, Pasceri V, et al. Efficacy of atorvastatin reload in patients on chronic statin therapy undergoing percutaneous coronary intervention : results of the ARMYDA-RECAPTURE (Atorvastatin for Reduction of Myocardial Damage During Angioplasty) Randomized Trial. J Am Coll Cardiol, 2009, 54 (6): 558-565.

4. Briguori C, Visconti G, Focaccio A, et al. Novel approaches for preventing or limiting events (NAPLES) II trial : impact of a single high loading dose of atorvastatin on periprocedural myocardial infarction. J Am Coll Cardiol, 2009, 54 (23): 2157-2163.

5. Briguori C, Colombo A, Airoldi F, et al. Statin administration before percutaneous coronary intervention : impact on periprocedural myocardial infarction. European heart journal, 2004, 25 (20): 1822-1828.

6. Patti G, Cannon CP, Murphy SA, et al. Clinical benefit of statin pretreatment in patients undergoing percutaneous coronary intervention : a collaborative patient-level meta-analysis of 13 randomized studies.

Circulation, 2011, 123 (15): 1622-1632.

7. Hao PP, Chen YG, Wang JL, et al. Meta analysis of the role of high dose statins administered prior to percutaneous coronary intervention in reducing major adverse cardiac events in patients with coronary artery disease. Clinical and Experimental Pharmacology and Physiology, 2010, 37 (4): 496-500.

8. Zhang F, Dong L, Ge J. Effect of statins pretreatment on periprocedural myocardial infarction in patients undergoing percutaneous coronary intervention: a meta-analysis. Annals of medicine, 2010, 42 (3): 171-177.

9. Levine GN, Bates ER, Blankenship JC, et al. 2011 ACCF/AHA/ SCAI guideline for percutaneous coronary intervention : a report of the American College of Cardiology Foundation/American Heart Association Task Force on Practice Guidelines and the Society for Cardiovascular Angiography and Interventions. Journal of the American College of Cardiology, 2011, 58 (24): e44-e122.

10. Steg PG, James SK, Atar D, et al. ESC Guidelines for the management of acute myocardial infarction in patients presenting with ST-segment elevation. European heart journal, 2012, 33 (20): 53.

11. 赵水平, 胡大一. 大剂量他汀类药物临床应用的理性思考. 中华心血管病杂志, 2013, 41 (5): 22.

12. Zheng B, Jiang J, Liu H, et al. Efficacy and safety of serial atorvastatin load in Chinese patients undergoing elective percutaneous coronary intervention : results of the ISCAP (Intensive Statin Therapy for Chinese Patients with Coronary Artery Disease Undergoing Percutaneous Coronary Intervention) randomized controlled trial. European Heart Journal

Supplements，2015，17（SB）：B47-B56.

13. Liu P，Jiang J，Li J，et al. Intensive statin therapy for Chinese patients with coronary artery disease undergoing percutaneous coronary intervention（ISCAP study）：rationale and design.Catheter Cardiovasc Interv，2012，79（6）：967-971.

14. Jang Y，Zhu J，Ge J，et al. Preloading with atorvastatin before percutaneous coronary intervention in statin-naive Asian patients with non-ST elevation acute coronary syndromes：a randomized study. Journal of cardiology，2014，63（5）：335-343.

15. Anderson JL，Adams CD，Antman EM，et al. ACC/AHA 2007 guidelines for the management of patients with unstable angina/non ST-elevation myocarial infarction.Circulation，2007，116（7）：e148-304.

16. Schwartz GG，Olsson AG，Ezekowitz MD，et al. Effects of atorvastatin on early recurrent ischemic events in acute coronary syndromes：the MIRACL study：a randomized controlled trial. JAMA，2001，285（13）：1711-1718.

17. Cannon CP，Braunwald E，McCabe CH，et al. Intensive versus moderate lipid lowering with statins after acute coronary syndromes. New England journal of medicine，2004，350（15）：1495-1504.

18. Ray KK，Cannon CP，McCabe CH，et al. Early and late benefits of high-dose atorvastatin in patients with acute coronary syndromes：results from the PROVE IT-TIMI 22 trial. Journal of the American College of Cardiology，2005，46（8）：1405-1410.

19. Zhao S，Yu B，Peng D，et al. The effect of moderate-dose versus double-dose statins on patients with acute coronary syndrome in China：

Results of the CHILLAS trial. Atherosclerosis, 2014, 233 (2): 707-712.

20. Zhao SP, Peng DQ, Yu BL, et al. Rationale and design of China intensive lipid lowering with statins in acute coronary syndrome: The CHILLAS study. Am Heart J, 2009, 158 (4): 509-512.

（李建平）

冠心病介入治疗中的优化抗凝治疗

——来自 BRIGHT 研究的启示

随着生活水平的不断提高和人口老龄化问题的日益凸显，冠状动脉粥样硬化性心脏病（以下简称冠心病）已成为严重威胁我国人民健康的一种常见多发病，据《中国心血管病报告 2014》显示，我国冠心病的患病率和病死率仍呈持续上升趋势，并没有出现拐点。经皮冠状动脉介入治疗（percutaneous coronary intervention，PCI）是目前治疗冠心病最有效和最重要的手段。在过去的 30 年间，从技术、器械到辅助药物治疗，都有了长足的进步和革命性的发展变化，对冠心病病理生理过程的认识也在不断深化，PCI 的即刻成功率、安全性以及疗效的持续性等方面均获得了很大提高。在这一系列进步中，围术期新型抗凝治疗的规范合理应用是非常重要的，不仅大大降低了围术期并发症的发病率，而且能够改善患者的长期预后。

对于PCI围术期的抗凝治疗，需在抗血小板治疗基础上进行，且应考虑患者冠心病的类型、冠状动脉病变情况及血栓风险、出血风险，以及选择的治疗策略、术中并发症情况和前期用药情况等。理想的PCI围术期抗凝治疗包括选择合适的抗凝药物和最佳的药物应用方法。合理应用抗凝药物的目的是既能够有效预防原发性血栓，以最大限度地降低缺血事件的风险，又能够有效预防PCI器械相关的接触性血栓形成，从而保证PCI过程的顺利进行，同时还要减少出血并发症，以保证患者安全。

目前我国PCI围术期抗凝治疗仍多用普通肝素，虽然总体上能有效抗凝，但其抗凝效果不均一，对部分患者抗凝效果差、出血发生率高，且可能导致肝素诱发的血小板减少症等。近年来，直接凝血酶抑制剂显示出良好的疗效，尤其是以其良好的安全性赢得了临床医师的青睐。其中，比伐芦定是新近在国内临床应用的新型直接凝血酶抑制剂，其能抑制已结合纤维蛋白原或游离状态的凝血酶，具有半衰期短、药代动力学稳定、不易诱发血小板减少等优点。既往比伐芦定的相关临床研究包括BAT、REPLACE-2、

ISAR-REACT-3、ACUITY、HORIZONS-AMI、EuroMax
等均表明，在稳定性冠心病、非 ST 段抬高型急性冠状
动脉综合征和 ST 段抬高型急性心肌梗死（ST segment
elevation myocardial infarction，STEMI）患者中，与普通
肝素相比，比伐芦定能够显著降低患者的出血风险，提升
PCI 围术期的安全性。但来自英国单中心的 HEAT-PPCI 研
究却得出相反结论，比伐芦定组主要不良心血管事件发生
率显著高于普通肝素组，两组主要安全性终点严重出血发
生率无差异。同时，上述研究均发现，比伐芦定组急性支
架内血栓发生率显著高于普通肝素组。这就给我们提出一
个问题，血栓发生率增加是由于比伐芦定药物本身的抗栓
效果不理想，还是由于药物没有被合理使用造成的？

为探讨中国急性心肌梗死（acute myocardial infarction，
AMI）患者急诊 PCI 围术期应用国产比伐芦定的疗效及
安全性，在国家"十二五"科技支撑计划课题支持下，沈
阳军区总医院韩雅玲教授领导的研究团队完成了 BRIGHT
研　究（Bivalirudin for myocardial infaction versus GPI and
Heparin trial），于 2012 年 8 月至 2013 年 6 月从国内 82 家
中心入选了 2194 例拟行急诊 PCI 的 AMI 患者，术中随机
接受国产比伐芦定、普通肝素或普通肝素联合替罗非班三
种不同的抗凝治疗方案，观察并比较术后 30 天及 1 年时

各组患者的疗效终点及安全终点。该研究的主要特点及结果为：①充分反映出中国 AMI 治疗和急诊 PCI 临床实践的现况：桡动脉穿刺入路应用比例接近 80%；血栓抽吸接近 26%；接受急诊 PCI 治疗患者接近 97%，其中植入药物洗脱支架者超过 99%；抗血小板药物均为氯吡格雷（当时替格瑞洛尚未在中国上市）。②比伐芦定组患者术后 30 天净不良心血管事件发生率（包括全因死亡、再梗死、急诊靶血管重建、脑卒中和任何出血）显著优于其他两组（比伐芦定组、普通肝素组、普通肝素联合替罗非班组分别为 8.8%、13.2%、17.0%，$P < 0.001$）。③ PCI 后 30 天严重不良心脑血管事件发生率三组间无显著差异（比伐芦定组、普通肝素组、普通肝素联合替罗非班组分别为 5.0%、5.8%、4.9%，$P=0.74$）。④与单独应用普通肝素、普通肝素联合替罗非班相比，单独应用比伐芦定组患者整体出血事件分别减少 46% 和 66%，三组术后 30 天支架内血栓（分别为 0.6%、0.9%、0.7%，$P=0.74$）和术后 24 小时急性支架内血栓发生率（均为 0.3%）均无显著差异；1 年随访结果与此相似。⑤比伐芦定组患者 PCI 术中 1 次给药的 ACT 达标率更高（比伐芦定组、普通肝素组、普通肝素联合替罗非班组分别为 96.3%、86.7%、93.4%，$P < 0.01$），ACT 时间更接近理想抗凝状态 [比伐芦定组、普通肝素

组、普通肝素联合替罗非班组分别为（298.4±90.3）秒、（262.7±70.7）秒、（261.4±77.4）秒，$P < 0.01$]。⑥亚组分析显示，STEMI亚组结果与全组结果相一致；出血中高危亚组患者（包括女性、eGFR ≤ 60 ml/min、CRUSADE评分 > 30分）从比伐芦定治疗中得到了更多获益。

已有大量研究证实，PCI前常规给予负荷剂量P2Y12受体拮抗药预处理的起效时间与其负荷剂量有关，300mg负荷剂量的氯吡格雷应用后6 ~ 24小时方能起效，600mg负荷剂量应用后2 ~ 6小时起效；180mg负荷剂量的替格瑞洛应用后也要2 ~ 6小时起效。比伐芦定的半衰期只有25分钟，而完成急诊PCI的时间通常不超过1小时。这就意味着，如果术后立即停用比伐芦定，此时绝大多数患者体内的P2Y12受体拮抗药尚未发挥作用，存在长达2 ~ 4小时缺乏有效抗栓药物浓度的"空白期"（仅有阿司匹林起作用），这正是PCI后急性支架内血栓形成的高峰期。既往相关临床研究都采取在PCI手术结束后立即停用比伐芦定，而BRIGHT研究首次提出了AMI急诊介入治疗术后延长高剂量比伐芦定注射至少30分钟、小于4小时[平均数为（234±117）分钟，中位数时间为180（148，240）分钟]的新策略，有效填补了介入术后抗栓治疗的空白窗，在减少出血风险的同时也有效降低了支架内血栓发生率，对比伐芦定这一抗凝新药起到了扬长弊短的作用。

BRIGHT 研究发布后受到国内外心血管专家的广泛关注。哈佛大学医学院 David P. Faxon 和 Matthew A. Cavender 教授发表同期述评，要点如下：BRIGHT 研究的贡献在于，引发对介入抗栓治疗中普通肝素最佳剂量等问题的探讨；为延长 PCI 术后比伐芦定给药时间的临床价值提供了确实的证据，延长应用比伐芦定可以安全有效地减少支架内血栓，使每位患者都能获得最优的个体化抗栓效果是抗栓治疗的最终目标。为实现这一目标，需要更多的类似 BRIGHT 一样的研究！ JAMA 主编 Howard Bauchner 在接受中国医学论坛报采访中，也对 BRIGHT 研究给予了高度评价，认为 BRIGHT 研究的关注点（在接受直接 PCI 的 AMI 患者中应用比伐芦定）是临床中常见且重要的问题，全球的心血管介入医师几乎每天都要面对；其研究设计严谨（多中心随机对照），结果分析坚实可信；研究之前在 clinicaltrials.gov 进行了注册，且研究报告忠实地遵循了研究注册和统计分析计划。

比伐芦定近期在国内已得到较快推广和普及应用，韩雅玲教授等国内 89 家中心的医师在不限定入选及排除标准的"真实"PCI 治疗临床实践中，回顾性分析了 3271 例 PCI 围术期接受比伐芦定治疗的冠心病患者的 30 天结果，其中46.3%的患者PCI后接受PCI术中应用的高剂量维持静脉滴注（中位数时间为2.5小时）。结果表明PCI围术期应用国产比伐芦定可以同时将缺血和出血风险控制在较低水平，支架内血栓发生率极低（4例，发生率0.12%），提示比伐芦定可以安全、有效地应用于接受PCI治疗的包括AMI在内的各种临床类型的中国冠心病人群。

在过去的20多年中，PCI围术期抗凝药物治疗策略已由单独应用普通肝素，发展到肝素＋血小板糖蛋白Ⅱb/Ⅲa受体拮抗药，又发展至如今应用比伐芦定。由于比伐芦定明显减少了出血风险，进一步拓宽了冠心病（尤其是AMI）患者PCI治疗的指征。每一种新兴治疗药物从出现到广泛临床应用都必然伴随诸多争议，但随着针对不同适应证的临床研究的完成和循证证据的积累，未来的治疗策略将更为安全有效。相信比伐芦定在中国冠心病介入治疗领域的运用前景会愈加广阔，也将帮助心脏科医师挽救更多患者的生命。

参考文献

1. 国家心血管病中心. 中国心血管病报告2014. (2015-8-8) [2016-4-1].http：//www.nccd.org.cn/UploadFile/201508/20150808092632999999.pdf.

2. Giustino G, Mehran R. PCI and CABG surgery in 2014 : CABG surgery versus PCI in CAD-surgery strikes again.Nat Rev Cardiol, 2015, 12 (2): 75-77.

3. Chandrasekhar J, Mehran R. The Ideal Anticoagulation Strategy in ST-Elevation Myocardial Infarction. Prog Cardiovasc Dis, 2015, 58 (3): 247-259.

4. Damluji AA, Otalvaro L, Cohen MG. Anticoagulation for percutaneous coronary intervention : a contemporary review. Curr Opin Cardiol, 2015, 30 (4): 311-318.

5. Warkentin TE, Levine MN, Hirsh J, et al. Heparin-induced thrombocytopenia in patients treated with low-molecular-weight heparin or unfractionated heparin. N Engl J Med, 1995, 332 (20): 1330-1335.

6. Reed MD, Bell D. Clinical pharmacology of bivalirudin. Pharmacotherapy, 2002, 22 (6 Pt 2): 105S-111S.

7. Bittl JA, Chaitman BR, Feit F, et al. Bivalirudin versus heparin during coronary angioplasty for unstable or postinfarction angina : Final report reanalysis of the Bivalirudin Angioplasty Study. Am Heart J, 2001, 142 (6): 952-959.

8. Rajagopal V, Lincoff AM, Cohen DJ, et al. Outcomes of patients with acute coronary syndromes who are treated with bivalirudin during percutaneous coronary intervention : an analysis from the Randomized Evaluation in PCI Linking Angiomax to Reduced Clinical Events (REPLACE-2) trial. Am Heart J, 2006, 152 (1): 149-154.

9. Kastrati A, Neumann FJ, Mehilli J, et al. Bivalirudin versus unfractionated heparin during percutaneous coronary intervention. N Engl J

Med, 2008, 359 (7): 688-696.

10. Stone GW, White HD, Ohman EM, et al. Bivalirudin in patients with acute coronary syndromes undergoing percutaneous coronary intervention : a subgroup analysis from the Acute Catheterization and Urgent Intervention Triage strategy (ACUITY) trial. Lancet, 2007, 369 (9565): 907-919.

11. Stone GW, Witzenbichler B, Guagliumi G, et al. Bivalirudin during primary PCI in acute myocardial infarction. N Engl J Med, 2008, 358 (21): 2218-2230.

12. Steg PG, van 't Hof A, Hamm CW, et al. Bivalirudin started during emergency transport for primary PCI. N Engl J Med, 2013, 369 (23): 2207-2217.

13. Shahzad A, Kemp I, Mars C, et al. Unfractionated heparin versus bivalirudin in primary percutaneous coronary intervention (HEAT-PPCI): an open-label, single centre, randomised controlled trial. Lancet, 2014, 384 (9957): 1849-1858.

14. Han Y, Guo J, Zheng Y, et al. Bivalirudin vs heparin with or without tirofiban during primary percutaneous coronary intervention in acute myocardial infarction : the BRIGHT randomized clinical trial. JAMA, 2015, 313 (13): 1336-1346.

15. Heestermans AA, van Werkum JW, Taubert D, et al. Impaired bioavailability of clopidogrel in patients with a ST-segment elevation myocardial infarction. Thromb Res, 2008, 122 (6): 776-781.

16. Alexopoulos D, Xanthopoulou I, Gkizas V, et al. Randomized

assessment of ticagrelor versus prasugrelantiplatelet effects in patients with ST-segment-elevation myocardial infarction. Circ CardiovascInterv, 2012, 5 (6): 797-804.

17. Cavender MA, Faxon DP. Can BRIGHT restore the glow of bivalirudin? JAMA, 2015, 313 (13): 1323-1324.

18. 韩雅玲, 陈韵岱, 姜铁民, 等. 中国冠心病患者经皮冠状动脉介入治疗围术期应用比伐芦定有效性和安全性的多中心大样本回顾性研究. 中华心血管病杂志, 2016, 44 (2): 121-127.

（韩雅玲）

PCSK9 抑制药——强化降脂治疗的新希望

　　他汀类药物通过抑制肝脏胆固醇合成，在降低低密度脂蛋白胆固醇（LDL-C）的同时，带来了显著的心血管获益。无论在心血管疾病的一级预防还是二级预防，大量的试验证据充分确定了他汀类降胆固醇的临床益处。尽管如此，对大多数家族性高胆固醇血症患者，即使采用最大剂量的强化他汀治疗也难以使 LDL-C 降至血脂指南所要求的目标水平；此外，对他汀治疗的不耐受也是一些患者 LDL-C 不能达标的原因。因此，多年来对新型强效降脂药物的探索从未停止，其中前蛋白转化酶枯草溶菌素 9

（PCSK9）抑制药最受关注，为强化降胆固醇治疗带来了新的希望。

23. PCSK9 与 PCSK9 抑制药

PCSK9 主要由肝、小肠和肾合成，通过内质网分泌入血，在循环中以 62kDa 和 55kDa 两种形式存在。其中 62kDa PCSK9 具有显著活性，以伴侣分子的形式与肝细胞表面低密度脂蛋白受体（LDLR）上的表皮生长因子样决定簇 A 结合，与 LDLR 一起被内吞进入肝细胞，最终进入溶酶体，与 LDLR 一起被降解。研究表明，PCSK9 抑制 LDLR 从肝细胞内返回细胞表面，促使其在溶酶体内的降解，抑制了 LDLR 的循环利用，从而使肝细胞表面 LDLR 下降、LDL 颗粒在肝细胞的清除减少以及血 LDL-C 水平升高。

他汀类药物在抑制肝细胞内胆固醇合成的同时，通过固醇调节元素连接蛋白 2（SREBP2）促进 LDLR 在肝细胞表面的表达，但 SREBP2 同时促进 PCSK9 的表达，因此，他汀类药物的降胆固醇作用的强度受到其促 PCSK9 表达的影响，随着他汀剂量的增加，肝细胞表面的 LDLR 反而减少，LDL 颗粒在肝的摄取和清除减少，可能是导致 LDL-C

降幅缩小的重要原因之一。

研究显示，在先天性 PCSK9 基因突变导致其功能丧失的个体，血 LDL-C 水平平均降低 28%，冠状动脉粥样硬化性心脏病（以下简称冠心病）发病的风险降低 88%。相反，当 PCSK9 基因突变引起其功能增强时，可引起家族性、遗传性高胆固醇血症，导致患者在年轻时即发生动脉粥样硬化性心血管疾病（atherosclerotic cardiovascular disease，ASCVD）。上述观察性研究的发现被此后的实验研究进一步证实，通过抑制 PCSK9 的活性可以增加肝细胞表面 LDLR 的数量，降低 LDL-C 水平，从而对 ASCVD 的预防和治疗产生重要的影响。

目前已经进入Ⅲ期临床研究阶段的 PCSK9 抑制药均是采用人 PCSK9 抗原免疫动物获得单克隆抗体，包括 alirocumab（Regeneron/ 赛诺菲）、evolocumab（安进公司）和 bococizumab（辉瑞公司）。这些药物无论是单独应用还是与他汀类药物联合，在临床试验中均显示出显著的降胆固醇作用。这些大分子的单克隆抗体通过皮下或肌内注射给药，通过局部扩散入血，药物达峰时间为 2 ～ 8 天，平均半衰期是 2.5 ～ 3 天。给药后起效时间为 2 ～ 3 天，LDL-C 下降的峰值出现在 14 天以后。抗体在体内通过识别巨噬细胞表面的表皮生长因子受体，以水相胞饮或内吞的方式被吞噬细胞所摄取，在细胞的溶酶体中裂解。根据给药剂量的不同，单克隆抗体对体内 PCSK9 的抑制作用可以持续 2～4 周，故给药频率为每月 1～2 次。

PCSK9 抑制药在体内药代动力学过程和药效学目前尚未完全明了，仍需要大量的基础与临床研究予以证实。

24. PCSK9 抑制药的调脂作用

一项最新的研究入选了 2341 例心血管高危并接受了最大耐受剂量他汀和其他调脂药物治疗的患者，所有患者 LDL-C 仍然大于 70mg/dl。alirocumab150mg 每两周给药 1 次，治疗 24 周后 LDL-C 进一步下降，61.9%。LDL-C 低于 70mg/dl 的达标率高达 79.3%，在整个随访期间，alirocumab 的降胆固醇疗效持续维持。与此同时，非高密度脂蛋白胆固醇、apoB、Lp（a）和三酰甘油均显著下降，HDL-C 和 apoA1 水平分别升高 4.6% 和 2.9%。

两项开放标签的研究（OSLER1 和 OSLER2）共入选了 4465 例高胆固醇血症患者，在常规治疗的基础上，evolucumab140mg 每两周给药 1 次或 420mg 每月给药 1 次共治疗 78 周，药物治疗使 LDL-C、non-HDL-C、apoB 和 Lp（a）分别降低 61%、52%、47.3% 和 25%，LDL-C 低于 70mg/dl 的达标率达 73.6%。

PCSK9 抑制药通过增加平滑肌细胞数量以及胶原含量、减少巨噬细胞核数量、缩小坏死核心，降低单核细胞的募集并改善动脉粥样斑块的组成。在小鼠模型的研究显示，巨噬细胞来源的 PCSK9 促进斑块内的炎症反应，且不依赖于血脂水平。这些结果提示 PCSK9 抑制药可能直接阻断斑块的增长。

25. PCSK9 抑制药的抗动脉粥样硬化作用

近年来，对 PCSK9 抑制药降低 LDL-C 后的心血管获益进行了积极的研究。血管造影证实未接受降脂药物治疗的稳定性冠心病患者，PCSK9 抑制药治疗后的血清 PCSK9 水平与粥样斑块的负荷呈独立相关；甚至与冠状动脉斑块中坏死核心的含量相关。

在 ODYSSEY LONG TERM 研究后续的安全性分析中，alirocumab 治疗（n=1553）与安慰剂治疗（n=788）相比，在显著改善脂质谱的同时，使主要不良心血管事件（包括冠心病死亡、非致命心肌梗死、致命和非致命性脑卒中、需要住院的心绞痛）的发生率降低 48%（HR 0.52，95%CI 0.31 ～ 0.90)，而肌肉疼痛（5.4% $vs.$ 2.9%）和认知功能的改变（1.2% *vs.* 0.5%）有增加的趋势。

Osler 研究在为期 1 年的随访中，evolucumab 治疗（*n*=2976）与安慰剂（*n*=1489）相比，使联合心血管终点的发生率降低 53%（*HR* 0.47，95%*CI* 0.28 ~ 0.78），治疗的总体安全性良好，但治疗组认知功能异常的发生率有增加的趋势（0.9% *vs.* 0.3%），认知功能异常的发生与治疗后 LDL-C 水平并无明确相关性。更大规模的临床终点研究将进一步明确 PCSK9 抑制药在大幅度降低 LDL-C 同时对认知功能的潜在影响。

基于上述临床研究的结果，2015 年 7 月和 8 月，美国 FDA 分别批准 alirocumab 和 evolocumab 用于治疗家族性高胆固醇血症以降低显著升高的血胆固醇水平。

26. PCSK9 抑制药的应用前景

初步的临床研究结果显示 PCSK9 抑制药在他汀的基础上进一步大幅度降低 LDL-C，而且可以获得显著的心血管益处，治疗的安全性良好。因此，给胆固醇水平显著升高的家族性高胆固醇血症患者带来了福音，也给强化降胆固醇治疗带来了新曙光。

但是，上述小规模、短期随访的临床研究主要是对

PCSK9 抑制药多个小规模降脂疗效观察的总结和延期随访。这些研究的主要研究终点并非是主要的心血管事件和患者认知功能的变化，因此目前所获得的安全性和心血管有效性的结果，确切地说仅仅为进一步的临床试验提供了假说。目前有 4 项大规模的心血管终点临床研究正在进行之中，旨在证实这类药物长期治疗的心血管益处，以及治疗后胆固醇水平的持续降低对认知功能以及其他安全性指标的可能影响。另外，PCSK9 抑制药的作用机制完全不同于他汀类药物，对药物治疗、对细胞生理功能的影响、药代动力学和药效学等方面的了解仍有限，故需要进一步的基础和临床研究以完善我们对这一类药物的认识。

此外，高昂的治疗费用可能是未来限制此类药物广泛应用的问题之一。据测算，常规剂量 PCSK9 抑制药的年治疗费用为 50 000 ～ 80 000 元。因此，如果不能显著降低制药成本，药物也不可能广泛应用于心血管疾病的一级预防和二级预防。理论上说，此类药物未来可能主要用于家族性高胆固醇血症患者，但由谁支付昂贵的药费、有多大比例的患者可以承受如此昂贵的药价？都是不容过于乐观的问题。此外，这类药物均为生物制品，对药物的仿制过程有很高的技术要求，这在一定程度上又限制了药物价格的降低。

总之，PCSK9 抑制药是一类具有全新作用机制的降胆固醇药物。初步的临床前和临床研究的结果证实了该类药物强大的降胆固醇疗效以及在他汀治疗的基础上进一步显著降低心血管事件的疗效。但对药物特性、临床心血管获益和安全性的研究仍需要更多、更大规模的临床试验予以完善。

参考文献

1. Zhang DW, Lagace TA, Garuti R, et al. Binding of proprotein convertase subtilisin/kexin type 9 to epidermal growth factor-like repeat A of low density lipoprotein receptor decreases receptor recycling and increases degradation. J Biol Chem, 2007, 282 (25): 18602-18612.

2. Jeong HJ, Lee HS, Kim KS, et al. Sterol-dependent regulation of proprotein convertase subtilisin/kexin type 9 expression by sterol-regulatory element binding protein-2. J Lipid Res, 2008, 49 (2): 399-409.

3. Shapiro MD, Fazio S, Tavori H. Targeting PCSK9 for therapeutic gains. Curr Atheroscler Rep, 2015, 17 (4): 499.

4. Lunven C, Paehler T, Poitiers F, et al. A randomized study of the relative pharmacokinetics, pharmacodynamics, and safety of alirocumab, a fully human monoclonal antibody to PCSK9, after single subcutaneous administration at three different injection sites in healthy subjects. Cardiovasc Ther, 2014, 32 (6): 297-301.

5. Foltz IN, Karow M, Wasserman SM. Evolution and emergence of therapeutic monoclonal antibodies : what cardiologists need to know. Circulation, 2013, 127 (22): 2222-2230.

6. Robinson JG, Farnier M, Krempf M, et al. Efficacy and safety of alirocumab in reducing lipids and cardiovascular events. N Engl J Med, 2015, 372 (16): 1489-1499.

7. Sabatine MS, Giugliano RP, Wiviott SD, et al. Open-Label Study of Long-Term Evaluation against LDL Cholesterol (OSLER) Investigators. Efficacy and safety of evolocumab in reducing lipids and cardiovascular events. N Engl J Med, 2015, 372 (16): 1500-1509.

8. Kuhnast S, van der Hoorn JW, Pieterman EJ, et al. Alirocumab inhibits atherosclerosis, improves the plaque morphology, and enhances the effects of a statin. J Lipid Res, 2014, 55 (10): 2103-2112.

9. Giunzioni I, Tavori H, Covarrubias R, et al. Local Effects of Human PCSK9 on the Atherosclerotic Lesion. J Pathol, 2015, 238 (1): 52-62.

10. Walton TA, Nishtar S, Lumb PJ, et al. Pro-protein convertase subtilisin/kexin 9 concentrations correlate with coronary artery disease atheroma burden in a Pakistani cohort with chronic chest pain. Int J Clin Pract, 2015, 69 (7): 738-742.

(严晓伟)

替格瑞洛单药治疗在冠心病患者的应用探讨

双联抗血小板治疗（double anti-platelet therapy，DAPT）是急性冠状动脉综合征或经皮冠状动脉介入治疗后的标准治疗，目前指南推荐至少 1 年的联合阿司匹林及 ADP 受体拮抗药的 DAPT。近年来，对于最佳的抗血小板治疗策略的研究一直没有中断过。几项比较 3 ～ 6 个月 DAPT 治疗与标准的 12 个月治疗的临床试验中，较短时间的 DAPT 治疗未增加死亡、心肌梗死和支架内血栓的发生率。2014 年发表的 DAPT 研究中，PCI 术后 12 个月内无事件的患者被随机分为 2 组，在阿司匹林基础上，随机接受安慰剂或延长至术后 30 个月的 ADP 受体拮抗药治疗，结果显示，延长的 DAPT 治疗能够降低支架内血栓和心肌梗死的发生率，但增加大出血，并且有增加总死亡率的趋势（*HR* 1.36，95% *CI* 1.00 ~ 1.85，*P*=0.05）。在之前多项临床试验的基础上，2015 年发表的纳入 10 项随机对照试验的荟萃分析显示，在植入药物洗脱支架的患者中，相较于目前推荐的 1 年 DAPT，短至 3 个月的 DAPT 没有增加病死率、心肌梗死及支架内血栓的发生率，而大出血发生率较低；而延长至 1 年以上的 DAPT 尽管能够降低心肌梗死和支架内血栓的风险，但可能增加总死亡率，主要是增加非心脏死亡的风险，同时出血风险增加。这些研究结果提示我们需要对目前的治疗常规进行更全面的思考。

过去的 10 余年中，双联抗血小板治疗的主要药物是阿司匹林和氯吡格雷，分别通过抑制血栓素 A2（TXA2）途径和 ADP-P2Y12 受体途径来发挥抑制血小板聚集的作用。研究显示，氯吡格雷抗血小板作用的个体差异较大，氯吡格雷低反应的个体在治疗过程中血小板聚集率高，可能增加血栓风险，氯吡格雷关键代谢酶的基因多态性可能是造成其疗效个体差异的原因之一。与氯吡格雷相比，新的 ADP 受体拮抗药如替格瑞洛，起效更快，抗血小板作用的个体差异小。对于 ADP 诱导的血小板聚集，使用 180mg

的替格瑞洛负荷剂量可在半小时内平均抑制约41%，2～4小时后其最大血小板抑制作用可达89%，并能维持2～8小时。该剂量下90%的患者在2小时后的最终血小板聚集抑制作用大于70%。

在PLATO研究中，在接受PCI治疗的急性冠状动脉综合征患者中，与阿司匹林＋氯吡格雷相比，阿司匹林＋替格瑞洛能够减少血管性死亡、心肌梗死和脑卒中的复合终点（9.8% $vs.$ 11.7%，HR 0.84，95% CI 0.77～0.92，P ＜0.001），达到优于原有DAPT组合的疗效；但同时我们也看到，尽管总大出血在替格瑞洛与氯吡格雷两组间并无显著差异，但非CABG相关"大出血"在替格瑞洛组较氯吡格雷组发生率更高（4.5% $vs.$ 3.8%，P = 0.03），替格瑞洛组"大出血＋小出血"发生更为频繁。这提示，替格瑞洛与阿司匹林联合使用时对血小板聚集不同途径的强效抑制所达到的抗栓作用可能超出治疗的必需水平。

从另一个角度看，由于血小板聚集机制的复杂性，替格瑞洛强大的ADP受体拮抗作用提供了另外的可能性，即通过单一药物的使用达到较强的血小板聚集抑制，因而在获得理想的心血管事件益处的同时减少出血事件的发生，也就是通过单一强效抗血小板药物的使用达到相当于DAPT的疗效，而同时最大限度降低出血的风险。事实上，为了从机制上了解替格瑞洛是否具有多途径的抑制作用，一些体外和在体的研究就替格瑞洛对花生四烯酸诱导血小板聚集途径的作用进行了观察。

Armstrong 等人进行的体外研究发现，除了对 ADP 诱导的血小板聚集的抑制作用外，在没有阿司匹林的情况下，当替格瑞洛浓度为 IC50 及 IC90（抑制 ADP 诱导的血小板聚集的浓度）时，对花生四烯酸（AA）的反应被完全抑制。通过深入研究，体外实验证实 ADP-P2Y12 和 TxA2 途径并非独立活动，TxA2 途径不仅依赖于 ADP-P2Y12 途径来产生 TxA2，而且在其基础上引起后续血小板糖蛋白受体不可逆的激活。

在体外研究的提示下，我们进行了一项探索性研究以检验临床条件下替格瑞洛对 AA 和 ADP 诱导血小板聚集的作用（未发表的研究结果）。这是一项随机、开放、活性药物对照的研究，确诊冠心病且正在使用标准剂量的阿司匹林＋氯吡格雷治疗的患者被纳入研究。根据当时指南的建议，对于 ACS 或 PCI 术后的患者，则必须接受至少 12 个月的双联抗血小板治疗后方可入选。符合条件的患者进入 2 周的替格瑞洛洗脱期。之后，他们被随机分配接受替格瑞洛单药治疗或阿司匹林／替格瑞洛联合治疗 14 天。治疗 14 天后，采用比浊法检测 AA 和 ADP 诱导的血小板聚集率，同时采用血栓弹力图仪检测了 AA 和 ADP 诱导血小板聚集的抑制率。研究结果显示，治疗 14 天后，替格瑞洛单药治疗组 AA 诱导的血小板聚集率高于替格瑞洛＋阿司匹林组，分别为 48.2%±24.0% 和 8.7%±6.0%；ADP 诱导的血小板聚集率两组间无显著差异，分别为 21.5%±7.9% 和 21.9%±10.2%。血栓弹力图结果显示，治疗 14 天后，替格瑞洛单药轻度抑制 AA 诱导的血小板聚集（抑制率 13.0%±20.0%），替格瑞洛／阿司匹林组显著抑制 AA 诱导的血小板聚集（抑制率 87.0%±11.2%），两组对 ADP 诱导的血小板聚集的抑制无显著差异，分别为 72.0%±21.8% 和 66.0%±16.0%。总体来看，在体内，替格瑞洛单药治疗不能达到与联用阿司匹林相似的对血栓素 A2 途径的抑制作用，但在强的 ADP 途径抑制的基础上，确实能够同时微弱抑制血栓素 A2 途径。

有理由假设替格瑞洛单药治疗在临床上可能实现与经典的双联抗血小板治疗相似的临床获益。目前，一项全球多中心的Ⅲ期临床试验已开始进行。GLOBALl-LEADERS 研究将在冠状动脉支架术后的患者中比较两种抗栓策略的优劣，一种是目前常规的阿司匹林＋氯吡格雷 12 个月，继之以单独阿司匹林长期维持；另一种是阿司匹林＋替格瑞洛 1 个月，继之以单独替格瑞洛 23 个月。研究将比较两组的 2 年全因死亡和新发 Q 波心肌梗死复合终点的发生率，以及出血发生率。这项研究将提供以单独使用替格瑞洛为基础的抗栓策略在临床中应用的证据。

值得注意的是，在对替格瑞洛单药抑制 AA 诱导血小板聚集的临床观察中，我们看到的确有一小部分患者在治疗 14 天后 AA 诱导的血小板聚集率下降至 20% 以下，达到一般认为阿司匹林治疗有效的水平，提示在这部分患者中，单用替格瑞洛可能达到同时有效抑制血栓素 A2 途径的作用，有可能产生更强效的抗血小板作用，在联合应用阿司匹林时更可能存在潜在的出血风险增高的问题。抗血小板治疗由于其获益与风险并存，现有的研究已经揭示了治疗结果在不同患者中的差异性，未来通过特定的疗效评价方法和较大人群的药效研究而制定个性化的用药策略将是研究和实践的重要方向。

参考文献

1. 中华医学会心血管病学分会介入心脏病学组，中华心血管病杂志编辑委员会 . 中国经皮冠状动脉介入治疗指南 2012（简本）. 中华心血管病杂志，2012，40（4）：271-277.

2. Amsterdam EA, Wenger NK, Brindis RG, et al. 2014 AHA/ACC Guideline for the Management of Patients with Non-ST-Elevation Acute

Coronary Syndromes : a report of the American College of Cardiology/ American Heart Association Task Force on Practice Guidelines. J Am Coll Cardiol, 2014, 64 (24): e139-228.

3. Windecker S, Kolh P, Alfonso F, et al. 2014 ESC/EACTS guidelines on myocardial revascularization. EuroIntervention, 2015, 10 (9): 1024-1094.

4. Kim BK, Hong MK, Shin DH, et al. A new strategy for discontinuationof dual antiplatelet therapy : the RESET trial (real safety and efficacyof 3-month dual antiplatelet therapy following endeavor zotarolimus-eluting stentimplantation). J Am Coll Cardiol, 2012, 60 (15): 1340-1348.

5. Feres F, Costa RA, Abizaid A, et al. Three vs twelve monthsof dual antiplatelet therapy after zotarolimus-eluting stents : the OPTIMIZE randomizedtrial. JAMA, 2013, 310 (23): 2510-2522.

6. Gwon HC, Hahn JY, Park KW, et al. Six-month versus 12-month dual antiplatelet therapy after implantationof drug-eluting stents : the efficacy of xience/promus versus cipherto reduce late loss after stenting (EXCELLENT) randomized,multicenter study.Circulation,2012,125 (3): 505-513.

7. Mauri L, Kereiakes DJ, Yeh RW, et al. Twelve or 30 months of dual antiplatelet therapy after drug-eluting stents.N Engl J Med, 2014, 371 (23): 2155-2166.

8. Navarese EP, Andreotti F, Schulze V, et al. Optimal durationof dual antiplatelet therapy after percutaneous coronary intervention with drug-eluting stents : meta-analysis of randomised controlled trials. BMJ, 2015,

350：h1618.

9. Aradi D，Storey RF，Komocsi A，et al. Expert position paper on the role of platelet functiontesting in patients undergoing percutaneous coronary intervention. Eur Heart J，2014，35（4）：209-215.

10. Simon T，Verstuyft C，Mary-Krause M，et al. Genetic determinants of responseto clopidogrel and cardiovascular events. N Engl J Med，2009，360（4）：363-375.

11. Cayla G，Hulot JS，O'Connor SA，et al. Clinical，angiographic，and genetic factors associated with early coronarystent thrombosis. JAMA，2011，306（16）：1765-1774.

12. Gurbel PA，Bliden KP，Butler K，et al. Randomized double-blind assessment of the ONSET and OFFSET of the antiplatelet effects of ticagrelor versus clopidogrel in patients with stable coronary artery disease：the ONSET/OFFSET study. Circulation，2009，120（25）：2577-2585.

13. Wallentin L，Becker RC，Budaj A，et al. Ticagrelor versus clopidogrel in patients withacute coronary syndromes. N Engl J Med，2009，361（11）：1045-1057.

14. Armstrong PC，Leadbeater PD，Chan MV，et al. In the presence of strong P2Y12 receptor blockade，aspirin provides little additional inhibition of platelet aggregation. J ThrombHaemost，2011，9（3）：552-561.

15. Vranckx P，Valgimigli M，Windecker S，et al.Long-term ticagrelor monotherapy versus standard dual antiplatelet therapy followed

by aspirin monotherapy in patients undergoing biolimus-eluting stent implantation：rationale and design of the GLOBAL LEADERS trial. EuroIntervention，2015，11（7）：pii：20150318-06.

（蒋　捷）

冠状动脉分叉病变介入治疗的策略抉择与技术优化

因解剖与病变形态学的复杂多变，冠状动脉分叉病变（coronary bifurcation lesions，CBLs）的介入治疗（percutaneous coronary intervention，PCI）仍极富挑战。尽管现行指南推荐简单的治疗策略，但双支架策略处理复杂高危的CBLs仍有必要。

27. 分叉病变介入治疗的策略抉择

（1）分叉病变的定义

欧洲分叉病变俱乐部共识将CBLs定义为：冠状动脉

病变临近和（或）累及重要分支的开口。一般认为直径
≥2.5mm 者为重要分支，其他特殊可包括提供侧支循环或
向重要结构供血的分支。

真性分叉病变：Medina 分型中，"1，1，1"型、"0，1，
1"型、"1，0，1"型为真性分叉病变，但有认为"1，0，1"
型不属于真性分叉病变。

复杂分叉病变：DEFINITION 分类法将真性分叉病变
分为简单与复杂两类，其分类法含 2 项主要和 6 项次要
标准。主要标准包括分支开口狭窄程度（若左主干病变，
分支开口狭窄 ≥70%；若非左主干病变，分支开口狭窄
≥90%）及开口病变延伸长度（≥10mm），次要标准包括
中重度钙化、带血栓病变、多个病变、分叉远角 <45°、
主要血管参考直径 <2.5mm、主要血管病变长度 ≥25mm。
复杂 CBLs = 1 项主要标准 + 任 2 项次要标准。

（2）分支闭塞预测

血管嵴移位、斑块移位、血管夹层、支托堵塞等可导
致分支开口受挤压甚至闭塞。以主支单支架为例，血管嵴
或斑块移位的主要影响因素为：主血管分叉前后直径落差
（落差越大、风险越大）和分叉远角大小（远角越小、风险
越大）。斑块移位与斑块的分布（同侧或临近分支开口的斑

块）和性质（体积大的软斑块）有关。

（3）治疗策略抉择

现有的循证证据未能证实双支架比单支架术的疗效更优，故对多数的 CBLs 宜遵循简单的治疗策略。然而，重新审视既往的资料及新近的研究提示：以简单的治疗策略处理复杂的 CBLs 难以确保术中安全与长期效果，反之亦然。因此，首先应区分病变的复杂性方可合理地选择初始治疗策略。在以下 3 项策略中，"简单病变－简单策略，复杂病变－复杂策略"正逐步成为专家共识，而笔者认为介于两者之间的中庸策略更值得倡导（图 9）：

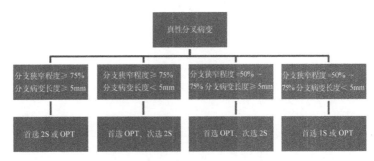

图 9　分叉病变介入治疗策略的选择

真性分叉病变 = Medina "1，1，1"、"0，1，1" 型病变；分支狭窄程度 = 分支开口直径狭窄率；分支病变长度 = 分支开口病变延伸长度；2S = 双支架式；1S = 单支架式；OPT = 优化型必要时 T 支架。

1）简单策略：对绝大多数的 CBLs，优选简单的单支架策略。

2）复杂策略：对复杂高危的 CBLs，优选复杂的双支架策略。

3）中庸策略：对所有类别的 CBLs，均可首选必要时 T 支架策略，尤其是优化型必要时 T 支架术（optimized provisional T-stenting，OPT），前提是有可靠的球囊分支保护技术。

28. 分叉病变介入治疗的技术优化

分叉病变 PCI 术较复杂，一旦确定了治疗策略，就应力争治疗技术最优化。

（1）单支架术的技术优化

现多主张后扩张与支架近端优化（proximal optimization technique，POT），而是否行最终球囊对吻扩张（final kissing balloon dilation，fKBD）则有争议。

POT：选择非顺应性短球囊对分叉前近端支架进行后扩张可改善支架贴壁及对称性。非顺应性球囊的大小等于或略大于近端参考血管直径，长度短于分叉前支架长度，远端标记定位略高于分叉嵴水平，扩张压力≥16ATM。

fKBD：既往主张常规使用，但新近研究显示其疗效不确定甚至有害。故若用之，分支球囊应≤ 0.75 参考血管直径、且采用序贯球囊对吻扩张。

（2）双支架术的选择与技术优化

双支架术的术式选择：根据 MADS 分类法，欧洲分叉病变俱乐部提出了繁多的 CBLs 双支架术式。各种双支架术主要用于处理复杂的 CBLs，而不同双支架术式的选择较复杂，主要取决于分叉远角和分支血管直径差异（图10）。随着 DK-mini-culotte 的出现，分支血管直径差异已不再是术式选择的限制因素。换言之，DK-mini-culotte 可用于处理两分支血管直径差异较大的 CBLs。因此，不同双支架术式的选择流程可进一步简化：T 型病变优选改良 T 支架术，Y 型病变则可按术者之喜好任选 DK-mini-culotte 或 DK-mini-crush；当然，在分支有球囊保护的前提下，对所有病变均可选择 OPT（图 11）。

双支架术的技术优化：现有许多双支架术式，但基于优化与简化双考量，T- 支架、DK-mini-crush、DK-mini-culotte 和 OPT 四种术式即可满足临床需求，其他术式则可不用。

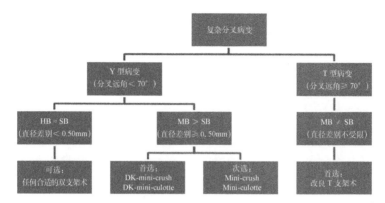

图 10　分叉病变双支架术式选择流程

SB= 分支；MB = 主支；DK-mini-crush = 双对吻微挤压支架术；DK-mini-culotte = 双对吻微裤裙支架术；Mini-crush = 微挤压支架术；Mini-culotte = 微裤裙支架术。

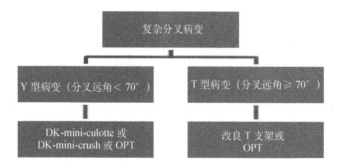

图 11　分叉病变双支架术式选择实用简易流程

DK-mini-culotte= 双对吻微裤裙支架术；DK-mini-crush = 双对吻微挤压支架术；OPT = 优化型必要时 T 支架术。

DK-mini-crush 的技术优化要点可归纳为：①分支支架微突入术：首先植入分支支架，其突入主支的长度≤2mm。

②分支预（浅）埋保护球囊技术：必须使用，以挤压分支支架突入段。③"U"弯钢丝术：分支支架突入段被挤压后，将一钢丝（推荐 Run-through 钢丝）头端塑成"U"弯送入主支深部，随后回撤至分支支架开口中上部水平并操作钢丝进入边支；如此可避免钢丝误入歧途，是本术式貌似困难但易于学会的关键操作。④ 中间球囊对吻扩张术（intermediate kissing balloon dilation，iKBD）：选择两尺寸合适的球囊，以合适的压力进行同步对吻扩张，iKBD 可充分挤压分支支架突入段并移开分支开口的冗余支托，是本术式优化的最关键步骤。⑤ fKBD 与 POT：选择两尺寸合适的非顺应性球囊完成 fKBD 是所有双支架术必需的，最好以尺寸合适的非顺应性短球囊完成 POT 作为收官性操作。

DK-mini-culotte 的操作步骤示意图见图 12，临床病例见图 13。技术优化要点可归纳为：① 分支支架微突入术：首先植入分支支架，其突入主支的长度 ≤ 2mm。② 主支预（深）埋保护球囊技术：必要时使用，以确保术中安全。③"U"弯钢丝术：分支支架植入后，将一钢丝（推荐 Run-through 钢丝）头端塑成"U"弯、旋转送入分支支架深部，随后回撤至分叉嵴水平并操作钢丝进入主支；如此可避免钢丝误入歧途，是本术式貌似困难但易于学会的关键操作。

④ 序贯中间球囊对吻扩张术（sequential intermediate kissing balloon dilation，siKBD）：选择两尺寸合适的球囊（分支可用原支架球囊），先以较高压力扩张分支（≥ 16AMT）、维持其扩张压力并以较低压力扩张主支（≤ 12AMT），如此既可充分扩张分支支架突入段及其侧孔、消除后续主支支架的限制性膨胀不全，又可避免分支开口及近端支架因对吻扩张而牵扯变形、消除分支开口支架覆盖不全，故siKBD是本术式优化的最关键步骤。⑤ fKBD与POT：选择两尺寸合适的非顺应性球囊完成fKBD是所有双支架术必需的，最好以尺寸合适的非顺应性短球囊完成POT作为收官性操作。

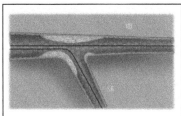

A. 主支、分支分别下钢丝，酌情球囊扩张主支、分支

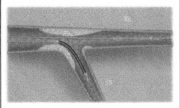

B. 分支支架突入主支 ≤ 2mm、主支深埋保护球囊

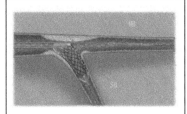

C. 低压释放分支支架

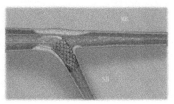

D. 略后撤分支支架球囊并高压扩张

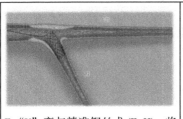

E. "U"弯与精准钢丝术 (E-H)：将另一钢丝头端塑成"U"弯

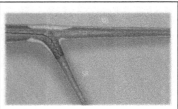

F. 旋转推送"U"弯钢丝至分支支架深部

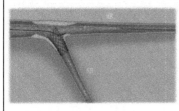

G. 回撤钢丝至分叉嵴水平并转向主支

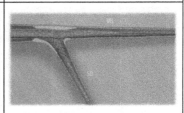

H. 钢丝在接近分叉嵴水平进入主支

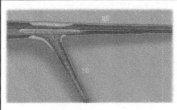

I. 撤出保护球囊及钢丝，必要时用小球囊扩张支架侧孔

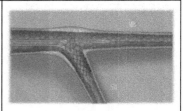

J. siKBD (H-J)：选择两尺寸合适的球囊

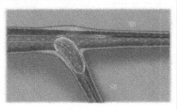

K. 首先以较高压力扩张分支 (≥16AMT) 并维持扩张压

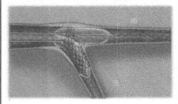

L. 接着以较低压力扩张主支 (≤12AMT)

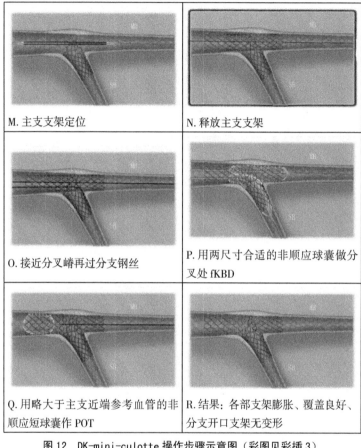

M. 主支支架定位

N. 释放主支支架

O. 接近分叉嵴再过分支钢丝

P. 用两尺寸合适的非顺应球囊做分叉处 fKBD

Q. 用略大于主支近端参考血管的非顺应短球囊作 POT

R. 结果：各部支架膨胀、覆盖良好、分支开口支架无变形

图 12 DK-mini-culotte 操作步骤示意图（彩图见彩插 3）

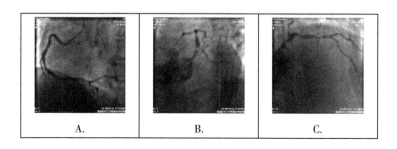

A.

B.

C.

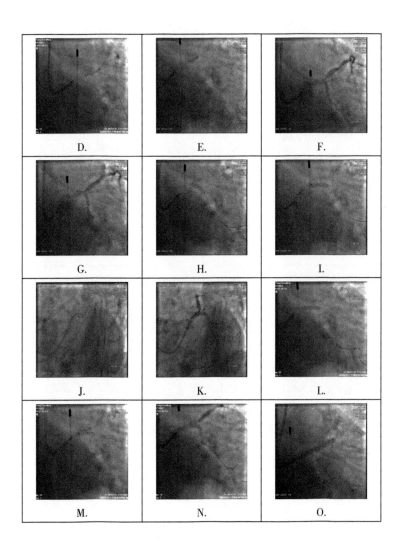

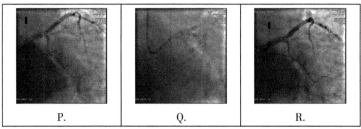

图 13　DK-mini-culotte 处理左主干真性分叉病变

本例系男性、76 岁急性胸痛患者，入院诊断为非 ST 段抬高急性心肌梗死伴心源性休克。

A–C：造影显示 LM 严重分叉病变（Medina 分型"1，1，1"）伴 LAD 近中段 75% 狭窄，RCA 轻度病变、向左冠系统提供有限的侧支循环；D–F：以顺应球囊分别扩张 LAD 和 LCX 但因病变严重钙化而效果不佳，改用切割球囊后成形效果较好；G：LAD 近中段植入支架后预埋保护球囊，LCX 支架突入 LM 约 2mm；H–I：以命名压释放 LCX 支架、略后撤球囊后再次高压扩张使支架近端充分膨胀；J–K：以"U"弯钢丝技术将另一钢丝送入 LCX 深部，接着后撤钢丝并于分叉嵴水平穿越 LCX 支架侧孔进入 LAD；L–M：撤出受困的 LAD 保护球囊及钢丝，将撤出的球囊再送入 LAD（此前的 J–K 步骤已完成 LAD 再过钢丝）；将 LAD 与 LCX 球囊对齐于嵴水平略上方，先高压扩张 LCX 并保持压力，紧接着扩张 LAD，最后同步减压（siKBD）；N：显示良好的 siKBD 效果，即 LCX 支架突入段及侧孔扩张充分且开口处支架无牵拉变形；O：因良好的 siKBD 效果，植入 LM–LAD 支架时未见限制性支架膨胀不良；P：以"U"弯钢丝技术于分叉嵴水平穿越 LAD 支架侧孔进入 LCX；Q：以两非顺应性球囊完成 fKBD；R：造影显示：支架膨胀及覆盖良好，支架重叠段及两分支开口无限制性膨胀不良，分支开口及近端无支架变形。

LM = 左主干；LAD = 左前降支；LCX = 左回旋支；siKBD = 序贯中间球囊对吻扩张；fKBD = 最终球囊对吻扩张。

29. 必要时 T 支架术的选择与技术优化

必要时 T 支架是介于单/双支架之间的一种中庸、主流的治疗策略，但有两大困局：①术中有分支血管闭塞风险。②当需补救性植入分支支架时，支架开口定位困难。OPT 凭借分支开口优化术（ostial optimization technique，OOT）可有效地破解必要时 T 支架的技术困局。

OPT 的操作步骤示意图见图 14，临床病例见图 15，技术优化要点可归纳为：①预埋球囊分支保护术：球囊略小于参考血管直径，近端标记与血管嵴平齐。②支架－球囊对吻扩张术（stent-balloon kissing technique，SBK）：先扩张分支球囊、再扩张主支支架，先减压主支、再减压分支球囊，此种有序的 SBK 可防止血管嵴移位。③ POT：必要时可用 POT 优化近端支架管腔。④近嵴再过分支钢丝：经 SBK 和（或）POT 处理后，钢丝可更易接近血管嵴穿越主支支架侧孔重新进入分支。⑤ siKBD：选择与两分支血管大小匹配的非顺应球囊、近端标记对齐于嵴水平略上；首先扩张分支、接着扩张主支，最后同步减压。siKBD 可使覆盖分支开口的冗余支托有效外翻并覆盖分支开口上缘、实现分支开口优化，即 OOT。⑥ OOT 的后续处理：若 OOT 效果理想则可避免植入分支支架，获得"单支架植入－双支架效果"；若 OOT 效果欠佳（严重残余狭窄、夹层、TIMI 血流异常）则可补救性植入分支支架。此时只需将分支支架的近端标记对准分叉嵴，支架释放后便可获得"主支－分支支架无缝对接效果"。⑦ fKBD：用两非顺应球囊完成 fKBD 以结束手术。⑧ 最终结果：支架完全覆盖分叉各部、无支托突入主血管。也即，OPT 既可避免 TAP 术分支支架过多突入主支，又可克服 T 支架术分支开口上缘支架覆盖不全。

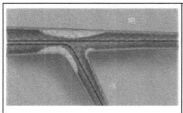

A. 主支、分支分别下钢丝，酌情球囊扩张主支、分支

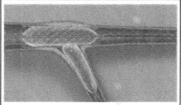

B. SBK：先扩预埋的分支球囊、再扩主支支架，先减压主支、再减压分支球囊

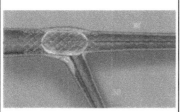

C. POT：必要时，以非顺应性短球囊优化近端支架管腔并易化分支再进钢丝

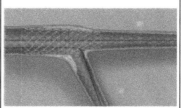

D. 经 SBK 和/（或）POT 处理后，钢丝可更易接近分叉嵴重新进入分支

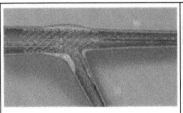

E. siKBD 与 OOT（E-G）：选择两大小合适的非顺应球囊，近端标记位于嵴水平略上

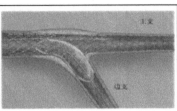

F. 首先扩张分支

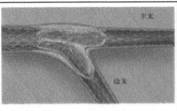

G. 接着扩张主支，形成序贯球囊对吻扩张使覆盖分支开口的冗余支托外翻并覆盖分支开口上缘，获得 OOT 效果

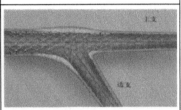

H. 若 OOT 结果理想，则可避免植入分支支架，实现"单支架植入 - 双支架效果"

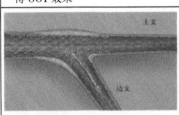

I. 若 OOT 结果欠佳，则可补救性植入分支支架；此时支架开口定位很容易，只要将支架近端标记对准分叉嵴即可

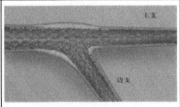

J. 分支支架释放后即可实现主支与分支支架的无缝对接

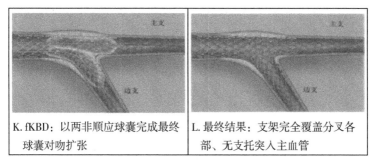

K. fKBD：以两非顺应球囊完成最终 球囊对吻扩张	L. 最终结果：支架完全覆盖分叉各 部、无支托突入主血管

图 14　OPT 操作步骤示意图（彩图见彩插 4）

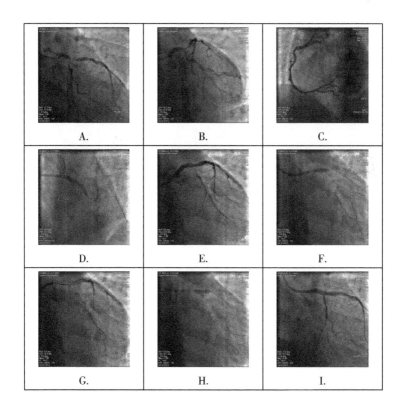

A.　　　　　　　　B.　　　　　　　　C.

D.　　　　　　　　E.　　　　　　　　F.

G.　　　　　　　　H.　　　　　　　　I.

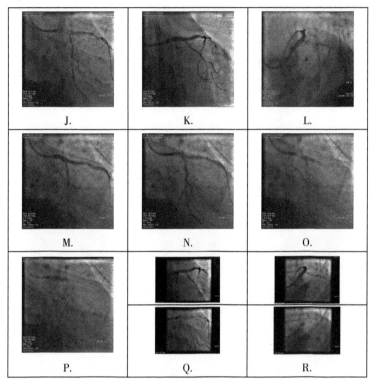

图 15　OPT 处理左主干真性分叉病变

　　本例系男性、57 岁患者，因反复胸痛 5～6 年，加重 5 天入院，诊断为非 ST 段抬高急性心肌梗死。

　　A–C：造影显示 LM 严重分叉病变（Medina 分型"1，1，1"），RCA 基本正常并向左冠系统提供侧支循环；D：预埋 LCX 保护球囊，植入 LAD–LM 支架；E：LCX 开口受压、TIMI 血流 2～3 级；F：以非顺应球囊高压后扩张 LAD–LM 并行 POT；G：以"U"弯钢丝技术将另一钢丝送入 LAD 深部，随后回撤钢丝并于分叉嵴水平穿越 LAD–LM 支架侧孔进入 LCX；H：撤出受困的 LCX 保护球囊及钢丝，将撤出的球囊再送入 LCX（此前的 G 步骤已完成 LCX 再过钢丝）；将 LAD 与 LCX 球囊对齐于嵴水平略上方，先高压扩张 LCX 并保持压力，紧接着扩张 LAD，最后同步减压（siKBD）；I：siKBD 与 OOT 结果，即覆盖 LCX 开口的冗余支托外翻至开口上缘；J–N：补救性 LCX 支架定位与植入：只需将支架的近端标记对准分叉嵴并在不同投照位确认位置合适后即可释放支架，如此可实现 LCX 与 LM-LAD 支架在开口处的无缝对接；O：以两非顺应性球囊完成 fKBD；P：再次 POT；Q-R：不同投照位造影及支架点片显示分叉各部支架膨胀良好、两支架呈无缝对接。

　　LM=左主干；LAD=左前降支；LCX=左回旋支；POT=近端优化技术；siKBD=序贯中间球囊对吻扩张；OOT=分支开口优化；fKBD=最终球囊对吻扩张。

　　实际上，在有分支球囊保护的前提下，所有的 CBLs（无论简单的或复杂的）均可选择 OPT 作为初始治疗策略，从而真正实现 CBLs 介入治疗化繁为简的主流策略。

参考文献

1. WindeckerS, Kolh P, Alfonso F, et al. 2014 ESC/EACTS Guidelines onmyocardialrevascularization. The Task Force on Myocardial Revascularization of the EuropeanSociety of Cardiology（ESC）and the European Associationfor Cardio-Thoracic Surgery（EACTS）.Eur Heart J, 2014, 35（37）: 2541-2619.

2. Levine GN, Bates ER, Blankenship JC, et al. 2011 ACCF/AHA/SCAI Guideline for Percutaneous Coronary Intervention. A report of the American College of Cardiology Foundation/American Heart Association Task Force on Practice Guidelines and the Society for Cardiovascular Angiography and Interventions. J Am Coll Cardiol, 2011, 58（24）: e44-

122.

3. Stankovic G, Lefèvre T, Chieffo A, et al. European Bifurcation Club. Consensus from the 7th European Bifurcation Club meeting. Euro Intervention, 2013, 9 (1): 36-45.

4. Chen SL, Sheiban I, Xu B, et al. Impact of the complexity of bifurcation lesions treated with drug-eluting stents : the DEFINITION study (Definitions and impact of complex bifurcation lesions on clinical outcomes after percutaneous coronary intervention using drug-eluting stents) . JACC CardiovascInterv, 2014, 7 (11): 1266-1276.

5. VassilevD, Gil RJ. Relative dependence of diameters of branches in coronary bifurcations after stent implantation in main vessel : Importance of carina position. Kardiol Pol, 2008, 66 (4): 371-378.

6. Zhang D, Dou K. Coronary bifurcation intervention : What role do bifurcation angles play? J Interv Cardiol, 2015, 28 (3): 236-248.

7. Kang SJ, Mintz GS, Kim WJ, et al. Changes in left main bifurcation geometry after a single-stent crossover technique : an intravascular ultrasound study using direct imaging of both the left anterior descending and the left circumflex coronary arteries before and after intervention. Circ Cardiovasc Interv, 2011, 4 (4): 355-361.

8. Hildick-Smith D, de Belder AJ, Cooter N, et al. Randomized trial of simple versus complex drug-eluting stenting for bifurcation lesions : the British Bifurcation Coronary Study : old, new, and evolving strategies. Circulation, 2010, 121 (10): 1235-1243.

9. Behan MW, Holm NR, Curzen NP, et al. Simple or complex

stenting for bifurcation coronary lesions：a patient-level pooled-analysis of the Nordic Bifurcation Study and the British Bifurcation Coronary Study. Circ CardiovascInterv，2011，4（1）：57-64.

10. Colombo A，Bramucci E，Sacca S，et al. Randomized study of the crush technique versus provisional side-branch stenting in true coronary bifurcations：the CACTUS（Coronary Bifurcations：Application of the Crushing Technique Using Sirolimus-Eluting Stents）Study. Circulation，2009，119（1）：71-78.

11. Maeng M，Holm NR，Erglis A，et al. Long-term results after simple versus complex stenting of coronary artery bifurcation lesions：Nordic Bifurcation Study 5-year follow-up results. J Am Coll Cardiol，2013，62（1）：30-34.

12. Zhang F，Dong L，Ge J. Simple versus complex stenting strategy for coronary artery bifurcation lesions in the drug-eluting stent era：a meta-analysis of randomised trials. Heart，2009，95（20）：1676-1681.

13. Gao XF，Zhang YJ，Tian NL，et al. Stenting strategy for coronary artery bifurcation with drug-eluting stents：a meta-analysis of nine randomized trials and systematic review. EuroInterv，2014，10（5）：561-569.

14. Kervinen K，Niemelä M，Romppanen H，et al. Nordic PCI Study Group. Clinical outcome after crush versus culottestenting of coronary artery bifurcation lesions：the Nordic Stent Technique Study 36-month follow-up results. JACC CardiovascInterv，2013，6（11）：1160-1165.

15. Erglis A，Kumsars I，Niemelä M，et al. Nordic PCI Study Group.

Randomized comparison of coronary bifurcation stenting with the crush versus the culotte technique using sirolimus eluting stents : the Nordic stent technique study. Circ CardiovascInterv, 2009, 2 (1): 27-34.

16. NiemelaM, Kervinen K, Erglis A, et al. Randomized comparison of final kissing balloon dilatation versus no final kissing balloon dilatation in patients with coronary bifurcation lesions treated with main vessel stenting : the Nordic-Baltic Bifurcation Study III. Circulation, 2011, 123 (1): 79-86.

17. YamawakiM, Muramatsu T, Kozuma K, et al. Long-term clinical outcome of a single stent approach with and without a final kissing balloon technique for coronary bifurcation : Sub-analysis of the TAXUS Japan post-market surveillance study. Circ J, 2014, 78 (1): 110-121.

18. Lassen JF, Holm NR, Stankovic G, et al.Percutaneous coronary intervention for coronary bifurcation disease : consensus from the first 10 years of theEuropean Bifurcation Club meetings. EuroIntervention, 2014, 10 (5): 545-560.

19. Fan L, Chen LL, Luo YK, et al. DK mini-culottestenting in the treatment of true coronary bifurcation lesions : a propensity score matching comparison with T-provisional stenting. Heart and Vessels, 2014, 31 (3): 308-321.

（陈良龙）

Crossboss 和 Stingray 导管系统——CTO 病变正向策略新利器

  冠状动脉慢性闭塞性病变是冠状动脉闭塞 3 个月以上的病变。病理学成分包括近端纤维帽、闭塞段及远端纤维帽，近端纤维帽较硬，闭塞段纤维钙化成分较多，病变开通成功率低。在需行介入治疗的冠状动脉粥样硬化性心脏病（以下简称冠心病）患者中，慢性完全闭塞病变（chronic total occlusion，CTO）病变占 20%～30%，但文献报道 CTO 介入治疗成功率仅为 49%。手术时间长、难度大、花费高，是 CTO 介入治疗中的难点。CTO 病变患者常常因介入治疗失败行冠状动脉旁路移植术，是冠状动脉旁路移植术的独立预测因子。

导丝通过闭塞段到达远端真腔，是开通慢性闭塞性病变最重要的一步，也是慢性闭塞性病变介入治疗失败的最主要原因。当导丝通过闭塞段后，极少数因球囊或支架无法跟进而导致手术失败。因此，导丝通过闭塞段是开通慢性闭塞性病变的重中之重。然而，由于术者经验及手法的不同，导丝开通慢性闭塞性病变的成功率不一。近期，新的器械及方法的出现，提高了慢性闭塞性病变开通的成功率。BridgePoint 装置便是开通慢性闭塞性病变的利器。

BridgePoint 是新近研制成功的开通 CTO 病变的重要器械，它包括两部分：Crossboss 和 Stingray。如图 16 所示，Crossboss 是一个 3F 的金属中空导管，具有一个亲水涂层覆盖的无创钝圆形头端，其轴杆由多股导丝盘绕而成，旋转其尾端装置时，可提供 1∶1 的扭距。可单独应用，也可配合导丝或 Stingray 应用。Crossboss 中空结构可兼容 0.014″ 导引导丝。应用导引导丝将 Crossboss 调至 CTO 病变闭塞段近端，然后快速旋转并推送 Crossboss 尾端装置，由多股导丝盘绕的轴杆提供 1∶1 扭矩传导，其头端可钻通 CTO 病变纤维帽及闭塞段，但其无创钝圆形亲水涂层头端设计又使其难以穿过血管外膜，避免了冠状动脉破裂等严重并发症的发生。

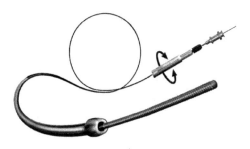

图 16　Crossboss 模式图

[图片来源：Touma G，Ramsay D，Weaver J，et al. Chronic total occlusions–Current techniques and future directions. IJC Heart & Vasculature，2015，59（7）：28–39.]

　　Crossboss 可通过两种方式通过闭塞段：一种方式是真腔 - 真腔，Crossboss 经过血管真腔到达远端血管真腔；另一种是 Crossboss 经过内膜下到达远端血管（图 17）。由于血管外膜张力约为血管内膜张力的 3 倍，Crossboss 无创钝圆头端的穿透力难以穿出血管外膜，导致冠状动脉穿孔，这也保证了慢性闭塞性病变应用 Crossboss 的安全性。但若 Crossboss 头端进入分支而未及时发现，快速旋转并推进 Crossboss 时有可能导致 Crossboss 头端穿出分支，造成冠状动脉破裂。

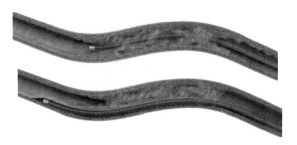

图17 上图示真腔－真腔；下图示经闭塞段血管内膜下到达
远端血管内膜下（彩图见彩插5）

[图片来源：Wilson W，Spratt JC. Advances in procedural techniques –antegrade. Curr Cardiol Rev，2014，10（2）：127-144.]

　　真腔－真腔方式是 Crossboss 开通慢性闭塞性病变的最佳方式。有文献表明，20%～30%CTO 病变患者可通过此种方式开通闭塞段，当 CTO 病变血管位于前降支或为支架内 CTO 病变时，开通概率更高。Crossboss 通过闭塞段直接到达远端真腔后，经其中空结构可将导丝送至远端血管真腔，之后撤出 Crossboss，导丝便成功通过闭塞段，继而应用球囊及支架完成血管重建。

　　另一种方式是 Crossboss 通过闭塞段血管内膜下到达远端血管内膜下。经逆向造影或侧支循环显影发现 Crossboss 已越过闭塞段，则需停止推送 Crossboss。继续推送 Crossboss 只能沿血管内膜下前行，加重血管夹层，很难再次进入真腔，这就需要配合导丝或 STINGGRY 球囊重新进入真腔，即真腔再入技术。此种技术与内膜下寻径技术相似。当导丝进入远端血管内膜下后，可调整导丝方向穿刺，使导丝远端重新进入真腔，称为内膜下寻径技术。内膜下寻径技术的出现，提高了 CTO 病变开通的成功率。但由于导丝末端方向难以控制，部分患者可由于导丝穿出冠状动脉而导致手术失败，更有甚者并发冠状动脉穿孔而危及生命。经 Crossboss 内腔送入导丝，调整方向"穿刺"后导丝可重新进入真腔。但与内膜下寻径技术相似，由于导丝头端方向难以掌控，部分导丝会穿破冠状动脉，导致冠状动脉破裂。

STINGGRY 球囊是 Crossboss 进入远端血管内膜下导丝再入真腔技术的配套装置，需配合使用 STINGGRY 专用导丝。STINGGRY 球囊是可兼容 6F 导管的扁平球囊，球囊远端具有 3 个出口，球囊远端 2 个不透光的标记带用于精确定位。通过球囊最远端出口可沿普通导丝将 STINGGRY 球囊送至远端内膜下。STINGGRY 球囊折叠状态下与普通球囊相似，但应用造影剂 4 个大气压使球囊充盈时，STINGGRY 球囊便成为一个宽 3mm、高 1mm，带有两翼的扁平球囊，透视下便可见此种扁平球囊两翼沿内膜下紧紧环抱血管，使血管轮廓显影。球囊上另两个出口呈 180°，分别位于球囊两侧，一个出口朝向血管外膜，另一个出口朝向血管真腔。STINGGRY 专用导丝头端预塑

形 28°角，可随机进入这两个出口。STINGGRY 应用造影
剂充盈，透视下，便可判断 STINGGRY 专用导丝出口朝
向血管外膜面还是血管真腔。若 STINGGRY 专用导丝出
口朝向血管外膜面，将 STINGGRY 专用导丝旋转 180°，
则导丝便由面对血管真腔的出口而出。STINGGRY 专用
导丝头端带有一个短而硬的探针，可刺破血管内膜。撤出
STINGGRY 专用导丝，应用普通导丝便可经穿刺口重新进
入血管真腔。与内膜下寻径技术不同，STINGGRY 球囊配
合专用导丝，可精确调整导丝头端方向，选择性朝向血管
真腔穿刺，避免冠状动脉破裂的发生。

2008 年，人类首次应用 Crossboss 开通 CTO 病变，并
取得了显著成效。之后，欧洲一项研究显示 Crossboss 开
通 CTO 病变成功率高达 67%。2012 年，FAST-CTOs 研究
的结果发表于美国心脏病学会杂志上，该研究入选了 147
例患者，共 150 处 CTO 病变。入选标准为 CTO ＞ 3 个
月，导丝难以开通的陈旧性病灶，造影下闭塞残端处到分
支 ≥ 10mm，闭塞血管造成的心肌梗死 / 心绞痛症状的患
者。排除标准为左室射血分数 ＜ 20%，静脉桥血管或支
架内 CTO，阿司匹林或吩噻并吡啶类过敏，主动脉口部
病变，肌酐 ＞ 2.3 mg/dl，靶病变 2 周前做过 PCI。结果显
示，BridgePoint 器械通过 CTO 病变的总体通过率为 77%，

明显高于之前的研究结果，且随着术者对 BridgePoint 技术的熟练掌握，在后半期的试验中，成功率从 67% 提高至 87%，应用 BridgePoint 手术时间降低 28%，造影时间降低 17%，并且没有增加并发症的发生率。成功组患者中 51%CTO 病变只需要 Crossboss 导管就可以在真腔中成功通过病变，49%CTO 病变需要配合使用 Stingray 球囊。对于支架内 CTO 病变，支架相当于一层保护屏障，阻止了 Crossboss 头端穿出支架网眼。支架的可视结构为 Crossboss 的前行指引方向。配合 Stingray 球囊，即使 Crossboss 穿出支架区域后进入内膜下形成夹层，也可重新进入真腔。2014 年，一项针对 Crossboss 应用于支架内 CTO 病变的研究发表于欧洲介入杂志上。该研究共入选 30 例患者，共有 31 处 CTO 病变。CTO 病变闭塞时间平均为 24 个月，长度平均为 39mm，约 48% 的患者以前尝试行 PCI 治疗但以失败告终。90% 患者应用 Crossboss 装置后成功开通 CTO 病变，其中 81% 的患者 Crossboss 起了主要作用，绝大多数以真腔 - 真腔的形式开通闭塞段。成功组患者开通闭塞段最短用时 1 分钟，最长用时 40 分钟，平均用时 8 分钟，大大缩短了手术时间、曝光时间及造影剂用量。

由于 Crossboss 的穿透力有限，对于钙化病变，Crossboss 难以穿透钙化组织，因此，对于钙化严重的 CTO

病变，不建议应用 Crossboss。当病变血管迂曲时，会消减 Crossboss 前进的推送力，且 Crossboss 头端容易进入内膜下或穿出冠状动脉外膜，降低 Crossboss 开通 CTO 病变的概率。需要特别注意的是，开通 CTO 病变过程中需密切关注 Crossboss 是否在主支内，若 Crossboss 头端进入分支，继续旋转推送 Crossboss 则极有可能导致 Crossboss 穿出分支，导致冠状动脉穿孔及心脏压塞。

参考文献

1. Fefer P, Knudtson ML, Cheema AN, et al. The Canadian Multicenter Chronic Total Occlusions Registry. Current perspectives on coronary chronic total occlusions. J Am Coll Cardiol, 2012, 59 (11): 991-997.

2. Mohr FW, Morice MC, Kappetein AP, et al. Coronary artery bypass surgery versus percutaneous coronary intervention in patients with three vessel disease and left main coronary disease: 5 year follow up of the randomised, clinical SYNTAX trial. Lancet, 2013, 381 (9867): 629-638.

3. Touma G, Ramsay D, Weaver J, et al.Chronic total occlusions—Current techniques and future directions. IJC Heart & Vasculature, 2015, 59 (7): 28-39.

4. William W, Spratt JC.Advances in Procedural Techniques – Antegrade. Current Cardiology Reviews, 2014, 10 (2): 127-144.

5. Whitlow PL, Burke MN, Lombardi WL, et al. Use of a novel crossing and re-entry system in coronary chronic total occlusions that have failed standard crossing techniques：Results of the FASTCTOs trial. J Am Coll CardiolIntv, 2012, 5 (4)：393-401.

6. Wilson W, Walsh S, Hanratty C, et al. A novel approach to the management of occlusive in-stent restenosis (ISR). EuroIntervention, 2014, 9 (11)：1285-1293.

（刘　斌　李龙波）

生物可降解支架：希望与挑战

新一代药物洗脱支架（drug-eluting stents，DES）可显著降低支架内再狭窄（in-stent restenosis，ISR）的发生率，同时减速少了支架内血栓（stent thrombosis，ST）的风险，从而改善冠状动脉介入的预后。然而，DES仍存在一些缺陷，药物释放后金属裸支架持续存在引发炎症反应，导致再狭窄、血栓以及触发新的粥样硬化斑块形成。此外，永久支架阻碍血管生理功能的恢复，妨碍冠状动脉搭桥及再次经皮冠状动脉介入（percutaneous coronary intervention，PCI）手术。生物可降解支架（bioresorable scaffolds，BRS）旨在克服上述缺陷，在短期内为血管提供支撑力，然后完全消失，解除支架对血管的束缚，恢复血管波动力、周向应力、剪切力以及机械传导功能。目前国外 BRS 产品部分已上市，国内 BRS 的研发也方兴未艾，BRS 无疑代表了下一代支架的发展方向，但其在发展过程中仍要面临一些挑战。

30. 可降解支架研究进展

（1）目前已上市的 BRS

1）Igaki-Tamai 支架：Igaki-Tamai 支架是首个植入人体的完全生物可降解支架，不携带药物，支架骨架由 PLLA 聚合物构成，具有独特的 "Z" 形螺旋线圈设计，支架杆厚度为 170μm。2000 年报道了 Igaki-Tamai 支架 FIM 试验结果，支架植入后 30 天内无支架内血栓形成及主要不良心血管事件（major adverse cardiovascular events，MACEs）发生，随访 6 个月仅 1 名患者接受靶病变血运重建（target lesion revascularization，TLR）。10 年以上随访结果表明支架内晚期管腔丢失（late lumen loss，LLL）从 6 个月的 0.91mm±0.69mm 减少到 3 年时的 0.59mm±0.50mm，IVUS 提示最小管腔面积（minimum lumen area，MLA）从 3.64mm²±1.68mm² 增加到 5.18mm²±2.09mm²，提示术后存在血管正性重塑。

2）ABSORB 支架：ABSORB BVS 支架是首个用于人

体冠状动脉的生物可降解药物洗脱支架，由聚乳酸 PLLA
骨架和消旋聚乳酸涂层构成，涂层携带抗增殖药物依维莫
司。ABSORB Cohort A 试验研究结果表明第一代支架 BVS
1.0 植入 2 年后出现晚期管腔扩大，乙酰胆碱实验证实血
管内皮功能以及血管舒缩功能均恢复。5 年临床随访结果
显示无支架内血栓形成，仅 1 名患者出现非 Q 波心肌梗
死，MACEs 发生率仅 3.4%。ABSORB Cohort B 试验显示
第二代支架 BVS 1.1，随访 2 年 MACEs 发生率为 9%，3
年随访无心源性死亡或支架内血栓形成发生，3 位患者出
现心肌梗死（均为非 Q 波心肌梗死），严重缺血导致靶血
管血运重建的 MACEs 发生率为 10%。2 年随访，BVS 在
晚期管腔丢失、支架裸露率、平均新生内膜厚度等方面与
Xience V 无显著性差异。

此后的 ABSORB Extend 研究为非随机的单组试验。1
年结果显示 MACEs 为 4.3%，MI 为 2.9%，ST 为 0.8%；3
年随访显示累积 MACEs 为 3%，TLR 为 6%，ST 为 1.2%。
ABSORB Ⅱ 研究是第一个随机、单盲、多中心试验，1 年
和 2 年随访结果公布：在金属支架组（Xience V）释放或后
扩张时的最大扩张压力和球囊直径均比 BVS 组高，但植入
支架后两组的急性回弹相似（0.19 mm）。通过冠状动脉造
影和 IVUS 分析，BVS 的管腔增加小于 Xience V，1 年随

访时，BVS 组的初发和恶化型心绞痛发生率较 Xience V 组低 (22% *vs.* 30%)，BVS 组有 3 例患者发生明确的和可能的 ST，而 Xience V 组无血栓发生。BVS 组的 MACEs 比 Xience V 组略高 (5% *vs.* 3%)，其中 MI 的发生率分别为 4% 和 1%，TLR 分别为 1% 和 2%。2 年结果显示：BVS 组心源性死亡率略高 (1.2% *vs.* 0.6%)，两组 MI 发生率分别为 5.8% 和 2.4%；BVS 组有 2 例患者发生明确的和可能的 ST；两组 TLR 分别为 2.7% 和 1.8%。

ABSORB 中国 1 年临床结果显示：BVS 组心源性死亡发生率为 0，MI 为 2.1%，TLR 为 2.9%，ST 为 0.4%，MACEs 为 3.8%。近期 ABSORB Ⅲ 1 年临床结果，ABSORB 组和 Xience 组主要终点事件 TLF 无明显差别；心源性死亡发生率为 0.6%，MI 为 6.9%，TLR 为 0.2%，ST 为 1.5%。

总的来说，一方面，相关研究证实了 BVS 的安全性和有效性；另一方面，新近的研究也表明 BVS 支架与 Xience 相比虽无劣势，但也无明显优势。近期相关注册登记研究有 GHOST-EU、AMC、ASSURE 等，其涵盖了多种患者和多种病变，包括长期病变、钙化灶、慢性完全闭塞、冠状动脉分叉病变等。尤其值得注意的是，相关研究发现 BVS 植入后 1 年的 ST 发生率较第二代 DES 高 2%。

3）DEsolve 可降解支架：DEsolve 支架是 novolimus 药

物洗脱可降解支架。DEsolve FIM 试验结果表明支架植入术后 6 个月内有效抑制内膜过度增生，12 个月随访期无支架内血栓、支架所致 MACEs 发生，MSCT 显示支架支撑良好。DEsolve Nx 6 个月的随访结果显示，6 个月支架内晚期管腔丢失为 0.21 mm ± 0.34mm。血管内超声检查，结果表明血管面积（17%）、平均支架面积（16%）、平均管腔面积（9%）显著增加（$P < 0.001$）。光学相关断层成像（optical coherence tomography，OCT）同样表明 6 个月时平均支架面积增加了 17%（$P < 0.001$）。MACEs 发生率为 3.35%。

（2）临床试验中的可降解支架

1）XINSORB 生物完全可降解支架：XINSORB 支架是我国首个自主研发并开始临床试验的生物可降解支架，主要由聚乳酸（PLLA）支架平台及抗增殖药物西罗莫司组成。动物实验中 QCA 分析结果显示 XINSORB 支架植入术后 24 小时内与 EXCEL 药物洗脱支架的急性回缩率相似，与 EXCEL 支架相比，XINSORB 支架直径狭窄率在 30 天和 90 天均与 EXCEL 支架无统计学差异。XINSORB 植入 180 天内有效抑制支架内新生内膜增生，与 DES 类似。XINSORB 支架在 2013 年开始其 FIM 研究，6 个月随访结果表明支架有效抑制内膜增生、保持足够的支撑力，支架内晚期管腔丢失为 0.17 mm±0.12mm，且无支架内血栓及 MACEs 发生。2014 年大规模临床确证试验已经在全国多个中心进行。

2）镁合金可降解金属支架：第一代可吸收镁支架 AMS-1 是首个在人体内进行评估的可降解镁合金支架，由 93% 的镁和 7% 的稀有金属组成。但 AMS-1 植入数周后镁支架径向支撑力减弱，导致回缩率以及负性重构率增加。经过对支架设计及结构的改良，研发了涂布抗增殖药物（紫杉醇）的 DREAMS 支架。BIOSOLVE-1 研究表明，DREAMS-1 支架在 12 个月的随访中表现出良好的安全性（无心肌梗死、死亡、支架内血栓发生）以及有效性。2 年的临床随访结果表明无心源性死亡及支架内血栓形成。DREAMS-2 支架以 PLLA 涂层携带有更强效抗增殖药物西罗莫司。BIOSOLVE-Ⅱ 研究显示：6 个月管腔丢失为 0.27mm±0.3mm；1 人（＜1%）发生心源性死亡，1 人（＜1%）发生心肌梗死；未见支架内血栓。

此外，尚有其他可降解支架，如 ReZolve 支架、Amaranth 支架、Acute 支架、MeRes 支架和 FADES 支架等，这些支架目前多处于临床或临床前研究阶段。

31. 可降解支架面临挑战

（1）传递性及通过性

为了提供足够的径向支撑力、减少血管负性重构及限制支架急性回缩，可降解聚合物支架梁比永久金属支架梁更厚（150～200μm *vs.* 80μm），降低了 BRS 的传送性。PCI 被用于越来越多的复杂病变，但可降解支架目前尚未大规模用于复杂病变、扭曲病变或钙化血管。目前可降解支架开始逐步被运用于左主干病变、小血管（≤2.5mm）、钙化病变、长病变支架叠加、支架内血栓、分支病变和慢性闭塞性病变等的介入治疗，未来研究需要进一步改善支架的传送性、推送性以及通过性。

（2）支架断裂

PLLA 和镁合金断裂应变量分别为 1%～5% 和 2%，而相同弹性模量的钴铬合金则高达 40%，断裂应变量越低，在承受相同应力的时候越容易断裂。尽管 BVS 的径向支撑力可与金属支架媲美，但前提是 BVS 支架在其限定的尺寸范围内释放。过度后扩张是导致支架断裂的主要因素，正确测量参考血管尺寸、遵循支架命名直径是至关重要的，在植入可降解支架前要充分评估斑块性质，充分预扩张以减少过度后扩张。

（3）分支闭塞

目前可降解支架的支架梁较厚，支架 / 血管比值较大，因此存在分支闭塞的风险。在 ABSORB-EXTEND 试验中，植入 BVS 的患者存在更高的分支闭塞发生趋势（BVS 6.0% *vs.* XIENCE 4.1%；$P=0.09$）。为解决这一问题，应着手于研发支架梁更薄、支架表面积更小、机械支撑力稳定持久的新型 BRS。

（4）双联抗血小板持续时间

植入 BRS 患者双联抗血小板持续的时间尚无统一定论。由于支架厚度较大，不建议过早终止 DAPT。在 ABSORB Cohort B 试验中，DAPT 的中位时间＞ 1 年。未来研究需要进一步确定植入 BRS 后合适的 DAPT 时间。

（5）支架内血栓风险

在急性冠状动脉综合征（acute coronary syndromes, ACS）患者中使用 EVERBIO Ⅱ 是目前唯一涵盖了 ACS 患者的 BVS 随机对照研究，对于 9 个月后的管腔丢失，BVS 无明显差异。BVS 用于 ACS 具有可行性，但因各研究的不一致性，和无研究以 ST 为终点，故不能判断是否存在 ST 风险。

32. 生物可降解支架展望

总之，可降解支架在最近短短几年内获得突飞猛进的发展，虽然 BRS 的临床数据有限，但早期临床研究已经证实其克服目前广泛使用的第二代 DES 支架的局限，在理论上具有优越性。然而，目前支持 BRS 具有显著优越性的临床数据不足，毫无疑问，未来技术的革新将克服目前的挑战，并提供更充分、更有力的临床试验数据支持 BRS 的长期安全性及有效性。一旦可降解支架在材料工艺上取得突破，其潜在优势都将使其在不远的将来成为心血管介入治疗的中流砥柱。

参考文献

1. Tamai H, Igaki K, Kyo E, et al. Initial and 6-month results of biodegradable poly-l-lactic acid coronary stents in humans. Circulation, 2000, 102 (4): 399-404.

2. Nishio S, Kosuga K, Igaki K, et al. Long-term (>10 years) clinical outcomes of first-in-human biodegradable poly-l-lactic acid coronary stents Igaki-Tamai stents. Circulation, 2012, 125 (19): 2343-2353.

3. Serruys PW, Ormiston JA, Onuma Y, et al. A bioabsorbableeverolimus-eluting coronary stent system (ABSORB): 2-year outcomes and results from multiple imaging methods. Lancet, 2009, 373 (9667): 897-910.

4. Dudek D, Onuma Y, Ormiston JA, et al. Four-year clinical follow-up of the ABSORB everolimus-eluting bioresorbable vascular scaffold in patients with de novo coronary artery disease：the ABSORB trial. EuroIntervention, 2012, 7 (9)：1060-1061.

5. Diletti R, Serruys PW, Farooq V, et al. ABSORB II randomized controlled trial：a clinical evaluation to compare the safety, efficacy, and performance of the Absorb everolimus-eluting bioresorbable vascular scaffold system against the XIENCE everolimus-eluting coronary stent system in the treatment of subjects with ischemic heart disease caused by de novo native coronary artery lesions：rationale and study design. Am Heart J, 2012, 164 (5)：654-663.

6. Abizaid A, Costa Jr J R, Bartorelli A L, et al. The ABSORB EXTEND study：preliminary report of the twelve-month clinical outcomes in the first 512 patients enrolled. EuroIntervention, 2015, 10 (12)：1396-1401.

7. Serruys P W, Chevalier B, Dudek D, et al. A bioresorbableeverolimus-eluting scaffold versus a metallic everolimus-eluting stent for ischaemic heart disease caused by de-novo native coronary artery lesions (ABSORB II)：an interim 1-year analysis of clinical and procedural secondary outcomes from a randomised controlled trial. Lancet, 2015, 385 (9962)：43-54.

8. Chevalier B. ABSORB Ⅱ：Absorb BVS, Xience Yield Similar Outcomes at 2 Years.San Francisco：TCT, 2015.

9. Gao R, Yang Y, Han Y, et al. Bioresorbable vascular scaffolds versus metallic stents in patients with coronary artery disease：ABSORB China trial. Journal of the American College of Cardiology, 2015, 66 (21)：

2298-2309.

10. Ellis SG, Kereiakes DJ, Metzger DC, et al. Everolimus-eluting bioresorbable scaffolds for coronary artery disease. New England Journal of Medicine, 2015, 373 (20): 1905-1915.

11. Natsuaki M, Kozuma K, Morimoto T, et al. Final 3-Year Outcome of a Randomized Trial Comparing Second-Generation Drug-Eluting Stents Using Either Biodegradable Polymer or Durable Polymer NOBORI Biolimus-Eluting Versus XIENCE/PROMUS Everolimus-Eluting Stent Trial. Circulation : Cardiovascular Interventions, 2015, 8 (10): e002817.

12. Capodanno D, Gori T, Nef H, et al. Percutaneous coronary intervention with everolimus-eluting bioresorbable vascular scaffolds in routine clinical practice : early and midterm outcomes from the European multicentre GHOST-EU registry. EuroIntervention, 2015, 10 (10): 1144-1153.

13. Kraak RP, Hassell ME, Grundeken MJ, et al. Initial experience and clinical evaluation of the Absorb bioresorbable vascular scaffold (BVS) in real-world practice : the AMC Single Centre Real World PCI Registry. EuroIntervention, 2015, 10 (10): 1160-1168.

14. Costopoulos C, Latib A, Naganuma T, et al. Comparison of early clinical outcomes between ABSORB bioresorbable vascular scaffold and everolimus eluting stent implantation in a real world population. Catheterization and Cardiovascular Interventions, 2015, 85 (1): E10-E15.

15. Kang SH, Park KW, Kang DY, et al. Biodegradable-polymer drug-eluting stents vs. bare metal stents vs. durable-polymer drug-eluting stents : a systematic review and Bayesian approach network meta-analysis.

European Heart Journal，2014，35（17）：1147-1158.

16. Verheye S，Ormiston JA，Stewart J，et al. A next-generation bioresorbable coronary scaffold system：from bench to first clinical evaluation：6- and 12-month clinical and multimodality imaging results. JACC CardiovascInterv，2014，7（1）：89-99.

17. Abizaid A. First report on the Pivotal DESolve Nx Trial：6-month clinical and multi-modality imaging results.Paris：EuroPCR，2013.

18. 沈雳，王齐兵，吴轶喆，等 . 完全可降解聚乳酸西罗莫司洗脱支架在小型猪冠状动脉模型中的实验研究 . 中国介入心脏病学杂志，2011，19（6）：301-305.

19. Wu Y，Shen L，Wang Q，et al. Comparison of acute recoil between bioabsorbable poly-L-lactic acid XINSORB stent and metallic stent in porcine model. J Biomed Biotechnol，2012，2012：413956.

20. 吴轶喆，葛雷，沈雳，等 . 连续血管内超声评价完全可降解聚 -L- 乳酸支架置入猪冠状动脉 1 个月支架弹性回缩 . 中国介入心脏病学杂志，2013，21（3）：172-177.

21. Shen L，Wang Q，Wu Y. Short-term effects of fully bioabsorbable PLLA coronary stents in a porcine model. Polymer Bulletin，2012，68：1171-1181.

22. 沈雳，吴轶喆，王齐兵，等 . 过程完全可降解聚乳酸雷帕霉素洗脱支架植入小型猪冠脉 180 天疗效观察 . 天津：中华医学会第十五次全国心血管病学大会，2013.

23. Ge J. A First-in-human Study of XINSORB Scaffold for Patients with Single de-novo Coronary Lesions.Washington：TCT，2014.

24. Ghimire G，Spiro J，Kharbanda R，et al. Initial evidence for

the return of coronary vasoreactivity following the absorption of bioabsorbable magnesium alloy coronary stents. EuroIntervention, 2009, 4 (4): 481-484.

25. Haude M, Erbel R, Erne P, et al. Safety and performance of the drug-eluting absorbable metal scaffold (DREAMS) in patients with de-novo coronary lesions: 12 month results of the prospective, multicentre, first-in-man BIOSOLVE-I trial. Lancet, 2013, 381 (9869): 836-844.

26. Waksman R, Prati F, Bruining N, et al. Serial observation of drug-eluting absorbable metal scaffold: multi-imaging modality assessment. Circ CardiovascInterv, 2013, 6 (6): 644-653.

27. Haude M, Ince H, Abizaid A, et al. Safety and performance of the second-generation drug-eluting absorbable metal scaffold in patients with de-novo coronary artery lesions (BIOSOLVE-II): 6 month results of a prospective, multicentre, non-randomised, first-in-man trial. Lancet, 2016, 387 (10013): 31-39.

28. Muramatsu T, Onuma Y, Garcia-Garcia HM, et al. Incidence and short-term clinical outcomes of small side branch occlusion after implantation of an everolimus-eluting bioresorbable vascular scaffold: an interim report of 435 patients in the ABSORB-EXTEND single-arm trial in comparison with an everolimus-eluting metallic stent in the SPIRIT first and II trials. JACC Cardiovasc Interv, 2013, 6 (3): 247-257.

29. Puricel S, Arroyo D, Corpataux N, et al. Comparison of everolimus-and biolimus-eluting coronary stents with everolimus-eluting bioresorbable vascular scaffolds. Journal of the American College of Cardiology, 2015, 65 (8): 791-801.

（沈 雳 葛均波）

冠状动脉覆膜支架的应用进展

经皮冠状动脉介入治疗（Percutaneous Coronary Intervention，PCI）是目前冠状动脉粥样硬化性心脏病治疗历史上的里程碑。尤其随着冠状动脉（冠脉）药物洗脱支架（Drug-eluting stent，DES）的应用，大大减少了支架内再狭窄以及靶病变血运重建等不良事件的发生，使 PCI 技术得到了更加广泛地应用。然而仅仅支架仍然不能解决静脉桥血管的外周栓塞、冠状动脉破裂、冠状动脉穿孔、冠状动脉瘤以及冠状动脉漏带来的一系列问题。支架和膜性材料的复合物也许可以阻止血管内增殖，延缓静脉桥衰退，封堵冠状动脉穿孔、动脉瘤以及动脉漏，冠状动脉覆膜支架就是在这样的背景下发展起来的。

33. 冠状动脉覆膜支架的分类

（1）聚四氟乙烯覆膜支架

聚四氟乙烯（PTFE）覆膜支架现有两种：一种是GRAFTMASTER RX Coronary Stent Graft System（雅培Vascular，美国，CA）冠状动脉预装带膜支架系统，支架采用三明治技术制造而成，将一个可膨胀的聚四氟乙烯（PTFE）超薄膜层置于两个GRAFTMASTER支架间，然后将这两个支架预装到一个球囊导管输送系统上。支架由医疗等级316L不锈钢制成。PTFE膜具有非常强的生物相容性。当支架扩张时，薄膜可扩张4～5倍而不发生撕裂或收缩。此外，这种高分子聚合物膜上的负电荷能抑制血栓蛋白在组织表面聚集，且能抑制血小板活性和血栓形成。随着支架扩张，聚合物薄膜同时扩张，从而使整个覆膜支架的厚度减小。

另一种是Symbiot支架（波士顿科技公司，Natick，MA）由一个双层PTFE薄膜包绕在镍钛支架周围。支架的特点是镍钛支架置于一个有孔的薄膨化聚四氟乙烯（ePTFE）多聚体膜内。设计意图为通过ePTFE膜和支架的扩张释放，以减少支架植入过程中的斑块或血栓引发的栓塞。Symbiot支架获得欧盟安全标准（CE Mark）认证，

并且在欧洲将很快投放市场。对于全世界每年大约 250 000
例受大隐静脉桥（saphenous vein graft，SVG）疾患困扰的
患者来说，Symbiot 支架具有提高治疗效果的可观潜力。

（2）自体静脉覆膜支架

自体静脉覆膜支架在冠状动脉穿孔治疗中已有应用，
支架需由术者于术中进行组装，因而需要持续球囊扩张以
封闭穿孔部位。组装支架所需的隐静脉、肘前静脉或头部
浅静脉需经手术截取，并缝合固定于金属裸支架（BMS）
上。与人工材料相比，自体静脉材料有很多优点，如内膜
光滑，弹性比较适合动脉管腔，壁薄、体积较小容易经导
管输送，同时静脉壁有足够的强度抵抗动脉压力。

（3）心包膜组织覆膜支架

近年来新型心包膜组织覆膜支架（pericardial coated stents，
PCS）（图 18）在冠状动脉疾病中的应用逐渐受到关注。
Aneugraft 支架（ITGI 医药，Or Akiva，Israel），该支架由
激光旋磨的 316 L 不锈钢材料构成，其表面由单层马心包
膜所覆盖。心包膜覆盖于支架主体部分，从而使支架与血
管内膜贴合紧密，且在支架边缘下用聚丙烯缝合线缝合。
其安全性和有效性已得到证实。最新的一项研究专门关注

了心包膜覆膜支架在冠状动脉穿孔中应用的安全性和有效性。另一研究在5年时间中入选9例冠状动脉穿孔患者，研究显示心包膜组织覆膜支架在冠状动脉穿孔患者中应用安全、有效。最新的一项关于心包膜组织覆膜支架（ITGI-Medical，Israel）在冠状动脉中应用的研究，连续入选单中心19例患者并进行了5年的临床随访。入选患者因为静脉桥、巨大动脉瘤以及医源性冠状动脉破裂植入了心包膜组织覆膜支架，入选患者手术成功率94.7%，支架内再狭窄率26.3%[平均再狭窄时间（9.0±4.0）个月]，然而在平均（32.5±23.3）个月的随访时间里没有急性或者晚期支架内血栓发生。该研究显示心包膜组织覆膜支架克服了既往PTFE覆膜支架引起过度内皮增生的缺点，可以有效地治疗有血栓倾向的冠状动脉斑块，封堵医源性冠状动脉破裂以及巨大动脉瘤。

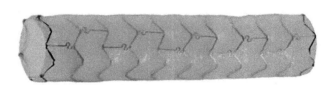

图18　心包膜组织覆膜支架（ITGI Medical, OR Akiva, Israel）（彩图见彩插6）

34. 冠状动脉覆膜支架的应用

（1）覆膜支架在冠状动脉穿孔中的应用（图19）

冠状动脉穿孔是经皮冠状动脉介入手术中一个相对少见但却较为严重的并发症，若不及时发现或处理不当可危及患者生命。近期汇总分析显示严重冠状动脉穿孔的病死率可高达20%，急诊手术率约40%。尤其是近年来随着PCI数量的增加，以及新的PCI技术的发展和应用，冠状动脉穿孔的发生有增加趋势。目前覆膜支架植入仍是治疗严重冠状动脉穿孔的首选措施。在覆膜支架出现以前，Ⅲ型穿孔的急诊手术率可达50%～63%，病死率在20%左右。Ⅲ型穿孔用球囊持续扩张往往不能愈合，尤其血管直径在2mm以上时，应及时考虑植入覆膜支架。

起初关于覆膜支架治疗冠状动脉穿孔的证据仅仅来源于个例和单中心、小样本研究。Jokhi等报道1例因医源性冠状动脉穿孔采用心包覆膜支架治疗，术后即刻和术后6个月随访结果较满意。一项回顾性研究报道：与传统方法相比，PTFE覆膜支架能明显改善院内生存率。最近Copeland等报道了PTFE覆膜支架治疗冠状动脉穿孔的长期随访结果，平均随访55个月。在该研究中，12 093例

PCI 患者中 50 例患者出现冠状动脉穿孔，其中 14 例接受了除 PTFE 支架以外的综合救治措施，10 例接受了紧急外科手术，这 24 例患者中有 1 例患者死亡。余下 26 例采取 PTFE 覆膜支架植入术，但 5 例未能成功植入而接受其他方法（其中 1 例死亡）。在成功植入 PTFE 覆膜支架的余下 21 例患者中，1 例在 24 小时内死于急性血栓形成，1 例由于心包出血不能停止而转为外科手术。其余 19 例进行了平均 55 月的随访，1 例发生了致命性的亚急性血栓形成。提示 PTFE 支架的短期和长期效果还是可以接受的。但在这 19 例患者中，Ⅲ型穿孔只有 3 例，Ⅰ型 7 例，Ⅱ型 9 例。据此前相关报道，在Ⅱ型和Ⅲ型穿孔患者中，应用覆膜支架比传统方法治疗（例如外科手术等）的比例相对较高：采用覆膜支架方法治疗的病例中，Ⅱ/Ⅲ型穿孔例数占到了 92%，而Ⅰ型穿孔占 8%；采用传统治疗方法治疗的病例中，Ⅱ/Ⅲ型穿孔占 78%，Ⅰ型穿孔占 22%。

近期 Lansky 等人在一项国际多中心注册研究中报道了 PTFE 支架治疗冠状动脉穿孔的疗效，32 例冠状动脉穿孔（77.8% 为自身冠状动脉穿孔，22.2% 为大隐静脉桥血管穿孔）患者均成功植入了 PTFE 支架，术中无死亡、Q‐波心肌梗死或急诊外科搭桥术。在他们的另一个报道中，41 例冠状动脉穿孔患者覆膜支架植入的成功率为 96.4%，亦无术中死亡、Q-波心肌梗死或急诊外科搭桥术等事件。在 Al-Lamee 等的报道中，Ⅲ型穿孔覆膜支架植入的成功率为 84.6%，在平均 38.1 个月的随访期内，4.3% 的患者发生心肌梗死，4.3% 的患者需要 CABG，病死率为 15.2%，心血管不良事件（major adverse cardiovascular events，MACEs）为 41.3%。最新的研究对冠状动脉穿孔后植入 PTFE 覆膜支架（PCS）进行了 3 年的临床随访，研究显示入选 57 例冠状动脉穿孔植入 PCS 患者，其 30 天、1 年和 3 年的 MACEs 发生率分别为 28%、22%、38%，30 天的 MACEs 主要来源于急性心肌梗死（18%）和外科手术修补（16%）。靶病变再血管化比例 1 年为 8%，3 年为 12%，2 例患者在随访期间发生支架血栓。因此该研究认为，尽管冠状动脉穿孔患者在植入 PCS 后有较高的 MACEs 发生率，但改善了后期临床预后。

人们对于覆膜支架在冠状动脉穿孔中的即刻效果毋庸置疑，但大多数人担心的是其远期支架内狭窄以及血栓问题。韩雅玲等对 10 例冠状动脉穿孔老年患者应用覆膜支架进行了长期随访研究，平均随访（31.7 ± 24.5）个月，研究显示两年的双联抗血小板药物（氯吡格雷 75 mg/d，阿司匹林 100 mg/d）能有效预防覆膜支架血栓形成。对于心包覆膜支架，双联抗血小板周期至少 3 个月以上。目前公

认的观点是植入覆膜支架后都应双联抗血小板，但其最佳
周期尚未达成统一共识。

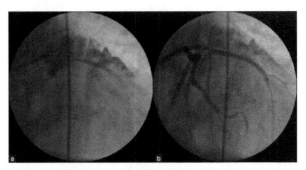

图19　冠状动脉穿孔带膜支架封堵前（a）后（b）对照

[图片来源：Wang G，Han YL，Jing QM，et al. Long-term follow-up study of
elderly patients with covered stent implantation after coronary perforation. J Geriatr
Cardiol，2014，11（3）：218-221.]

（2）覆膜支架在冠状动脉瘤中的应用（图20）

冠状动脉瘤是指冠状动脉的局限或弥漫性扩张，其
直径为邻近正常冠状动脉段的至少1.5倍，其发病率为
0.2%～4.9%，主要发生于男性，好发于右侧冠状动脉，
其次为前降支，很少发生在左主干。PTEF覆膜支架在20
世纪90年代晚期开始被用于治疗冠状动脉瘤并取得成功。

有研究报道，2例于DES植入处引起冠状动脉瘤样
扩张而应用PTFE覆膜支架进行成功治疗的病例。Vik-Mo
等人报道1例43岁男性患者在紫杉醇洗脱支架植入6个

月后发生右侧冠状动脉瘤，冠状动脉造影和血管内超声（IVUS）显示：右冠状动脉形成 15mm×6mm 动脉瘤，成功植入覆膜支架进行治疗。Okamu 等人报道：73 岁女性患者在西罗莫司洗脱支架植入 8 个月后，在右冠状动脉支架植入处形成一巨大动脉瘤（17mm×9mm），此动脉瘤开口成功被 PTFE 覆膜支架所封闭。遗憾的是，由于患者无任何临床症状，并未进行冠状动脉造影随访检查。

对于一些复杂病变，可以应用 BMS 与 PTFE 覆膜支架联合应用。Orlic 等人报道 1 例右冠状动脉瘤患者，应用两个 PTFE 覆膜支架与一个 BMS 支架联合植入进行治疗。亦有报道，一患者前降支近段形成较大动脉瘤并波及对角支，采用预先制作侧孔的 PTFE 覆膜支架植入主支，并以一个 BMS+ 球囊自制成的覆膜支架植入对角支（采用 T 支架技术），成功地封闭了该动脉瘤，5 个月后随访未发生不良事件，造影结果满意。但 Szalat 等人除了成功应用 PTFE 覆膜支架封堵了巨大冠状动脉瘤，同时对比了动脉瘤外科手术患者，相比而言，动脉瘤大于 10mm 的支架术后患者的再狭窄率比动脉瘤小于 10mm 的患者更高。因此，对于除外了较小动脉瘤（5～10mm）患者，少做经皮介入路径可能更加合理。

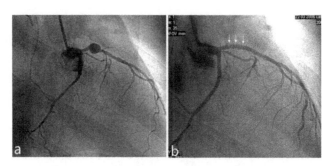

图20 冠状动脉瘤带膜支架封堵前（a）后（b）对照

[图片来源：Gundogdu F，Arslan S，Buyukkaya E，et al. Treatment of a coronary artery aneurysm by use of a covered stent graft – a case report.Int J Angiol，2007，16（1）：31–32.]

（3）覆膜支架在冠状动脉瘘中的应用（图21）

冠状动静脉瘘是一种少见的先天性心脏冠状动脉畸形，由 Krause 在 1865 年首次报道，发病率为 0.002%。主要指冠状动脉及其分支与任一心腔或冠状窦及其静脉属支、近心大血管（如肺动脉、肺静脉、上腔静脉）之间存在的绕过心肌毛细血管网的异常交通。

外科手术仍然是目前治疗该病的主要手段，介入治疗是另一种可供选择的且有成功病例报告的治疗冠状动脉瘘的方法。覆膜支架治疗冠状动脉瘘的病例有一些报道，治疗的关键是对瘘口进行完全的封闭，以及预防支架内再狭窄。Ghaffari 等人报道了 1 例 57 岁男性糖尿病患者，出现不典型胸痛，冠状动脉造影显示：左前降支的对角支开口处有最大直径为 4cm 的病变，植入一个 3.5mm × 19 mm 的 Jostent 覆膜支架，并用 4mm × 10mm 球囊进行后扩张以完全封闭瘘口，6 个月冠状动脉造影显示支架完全覆盖瘘口破口处，且未发生支架内再狭窄。

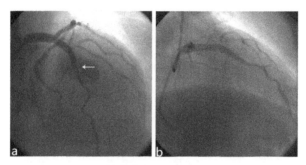

图 21　冠状动脉瘘带膜支架封堵前（a）后（b）对照

[图片来源: Ghaffari S, Akbarzadeh F, Pourafkari L. Aneurysmal coronary arteriovenous fistula closing with covered stent deployment: a case report and review of literature. Cardiol J, 2011, 18（5）: 556–559 .]

（4）覆膜支架在隐静脉桥（SVG）病变中的应用（图 22）

大隐静脉是最常被用于 CABG 的血管，由于外科创伤等原因，加上由原来的薄壁、低压静脉受到高压的动脉血流冲击，作为一种适应性反应，其内膜会逐渐增生，继而出现动脉粥样硬化及血栓性病变，覆膜支架同样可以应用在 SVG 病变中。在 SYMBIOT Ⅲ试验中，在 400 例 SVG 患者中应用 PTFE 覆膜支架与 BMS 进行比较，两组间的 MACEs 发生率无明显区别（30.6% Symbiot*vs.*26.6% BMS，

P =0.43）。Tyczynski 等人指出：在退化的 SVG 病变中植入 PCS 是适合的，然而与传统支架相比，PCS 输送系统大、系统柔顺性差，需进一步改进。PCS 的长期随访需证明具有较好生物相容性的马心包膜是否也能抑制平滑肌细胞增生，从而降低支架再狭窄的发生率。目前，最大的 PCS 有效直径为 4.0mm，可扩张的最大直径为 4.56mm，许多移植的静脉桥血管面临支架直径不足的问题。

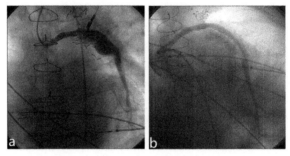

图 22　隐静脉桥血管带膜支架应用前（a）后（b）对照

[图片来源：Jamshidi P，Mahmoody K，Erne P.Covered stents：a review. Int J Cardiol，2008，130（3）：310–318.]

35. 覆膜支架的未来发展方向

与其他措施相比，冠状动脉覆膜支架的即刻效果令人满意，尤其 PTFE 支架在改善严重冠状动脉穿孔患者的预后方面具有一定优势，但同时有很多局限性。首先是再狭窄率较高，再狭窄多位于支架边缘。据此前相关报道，冠状动脉穿孔应用覆膜支架治疗后支架内再狭窄发生率为50%。冠状动脉穿孔应用覆膜支架，6个月后随访支架内血栓发生率高达33%；多组临床研究报道：覆膜支架内亚急性血栓的发生率为5.7%。血管造影显示PTFE覆膜支架内再狭窄的发生率为31.6%，并且主要集中在支架边缘（支架边缘发生率为29.8%，支架中央发生率为8.8%）。一些报道称，PTFE覆膜支架内亚急性血栓和支架内再狭窄的发生率比BMS、DES相对要高，其中的机制并不是十分清楚，但可能与血管内皮化延迟（由于PTFE膜的阻碍作用）具有相关性。其次覆膜支架柔顺性较差，对于钙化或扭曲病变的患者，往往难以到达靶部位；释放覆膜支架将导致穿孔部位分支闭塞；有可能增加迟发血栓的风险；缺乏较小直径的PTFE支架；多数导管室没有备用支架或规格不全等。但由于其支架本身覆膜的特殊性，在临床中可以解决单纯支架不能应付的问题，关键是如何改进冠状动脉覆膜支架膜材料以及输送系统，从而降低远期再狭窄和血栓的发生率，适应冠状动脉需要，才能在临床上走得更远。

参考文献

1. Wijns W, Kolh P, Danchin N, et al. Guidelines on myocardialrevascularization；The Task Force on Myocardial Revascularization of theEuropean

Society of Cardiology（ESC）and the European Association for Cardio-Thoracic Surgery（EACTS）. Eur Heart J, 2010, 31（20）：2501-2555.

2. Storger S, Haase J. Polytetrafluoroethylene-covered stents：indications, advantages, and limitations. J IntervCardiol, 1999, 12：451-456.

3. Jamshidi P, Mahmoody K, Erne P.Covered stents：a review.IntJ Cardiol, 2008, 130（3）：310-318.

4. 孟萌, 于波. 冠状动脉覆膜支架的研究进展和应用现状. 中国介入心脏病学杂志, 2013, 21（2）：120-122.

5. Colombo A, Almagor Y, Gaspar J, et al. The pericardiumcovered stent（PCS）. EuroIntervention, 2009, 5（3）：394-399.

6. Chen S, Lotan C, Jaffe R, et al. Pericardial covered stent for coronary perforations.Catheter CardiovascInterv, 2015, 86（3）：400-404.

7. Secco GG, Serdoz R, Kilic ID, et al.Indications and immediate and long-term results of a novel pericardium covered stent graft：Consecutive 5 year single center experience. Catheter CardiovascInterv, 2015, 87（4）：712-719.

8. Jokhi PP, McKenzie DB, O'Kane P. Use of a novel pericardial covered stent to seal an iatrogenic coronary perforation. J Invasive Cardiol, 2009, 21（101）：E187-E190.

9. Stankovic G, Orlic D, Corvaja N, et al. Incidence, predictors, in-hospital, and late outcomes of coronary artery perforations. AmJ Cardiol, 2004, 93（2）：213-216.

10. Ly H, Awaida JP, Lesperance J, et al. Angiographic and clinicalout-comes of polytetrauoroethylene-covered stent use in

significantcoronary perforations. Am J Cardiol, 2005, 95 (2): 244-246.

11. Copeland KA, Hopkins JT, Weintraub WS, et al. Long-Termfollow-up of poly tetrafluoroethylene-covered stents implantedduring percutaneous coronary intervention for management of acute coronary perforation. Catheter Cardiovasc Interv, 2012, 80 (1): 53-57.

12. Romaguera R, Waksman R. Covered stents for coronaryperforations: is there enough evidence? Catheter Cardiovasc Interv, 2011, 78 (2): 246-253.

13. Lansky AJ, Yang YM, Khan Y, et al. Treatment of coronaryartery perforations complicating percutaneous coronaryintervention with a polytetrauoroethylene-covered stent graft. Am J Cardiol, 2006, 98 (3): 370-374.

14. Al-Lamee R1, Ielasi A, Latib A, et al.Incidence, predictors, management, immediate and long-term outcomes following grade Ⅲ coronary perforation. JACC Cardiovasc Interv, 2011, 4 (1): 87-95.

15. Kawamoto H, Tanaka K, Ruparelia N, et al.Short-Term and Long-Term Outcomes AfterPolytetrafluoroethylene-Covered Stent Implantation for the Treatment of Coronary Perforation. Am J Cardiol, 2015, 116 (12): 1822-1826.

16. Wang G, Han YL, Jing QM, et al.Long-term follow-up study of elderly patients with covered stent implantationafter coronary perforation. Journal of Geriatric Cardiology, 2014, 11 (3): 218-221.

17. Young JJ, Schreiner AD, Shimshak TM, et al. Successfulexclusion of a left main coronary artery aneurysm with a PTFEcoveredcoronary stent. J Invasive Cardiol, 2007, 19 (8): 246-253.

18. Eshtehardi P, Cook S, Moarof I, et al.Giant coronary artery aneurysm : imaging findings before andafter treatment with a polytetrafluoroethylene-covered stent.Circ Cardiovasc Interv, 2008, 1 (1): 85-86.

19. Gundogdu F, Arslan S, Buyukkaya E, et al. Treatmentof a coronary artery aneurysm by use of a covered stent graft -a case report. Int J Angiol, 2007, 16 (1): 31-32.

20. Zeb M, McKenzie DB, Scott PA, et al. Treatment of coronary-aneurysms with covered stents : a review with illustratedcase. J Invasive Cardiol, 2012, 24 (9): 465-469.

21. Gurvitch R, Yan BP, Warren R, et al. Spontaneous resolution ofmultiple coronary aneurysms complicating drug eluting stentimplantation. Int J Cardiol, 2008, 130 (1): e7-e10.

22. Okamura T, Hiro T, Fujii T, et al. Late giant coronary aneurys-massociated with a fracture of sirolimus eluting stent : a case report. J Cardiol, 2008, 51 (1): 74-79.

23. Vik-Mo H, Wiseth R, Hegbom K. Coronary aneurysm afterimplantation of apaclitaxel-eluting stent. Scand Cardiovasc J, 2004, 38 (6): 349-352.

24. Orlic D, Vitrella G, Corvaja N, et al. New technique to seal along giant coronary aneurysm with PTFE-covered stents : a casereport. Catheter CardiovascInterv, 2006, 67 (1): 41-45.

25. Iakovou I, Colombo A. Treatment of a coronary aneurysminvolving bifurcation with the use of a custom-madepolytetrafluoroethylene-covered

bifurcation stent system. Catheter Cardiovasc Interv, 2005, 64 (2): 169-172.

26. Szalat A, Durst R, Cohen A, et al. Use of polytetrafluoroethylene-covered stent for treatment of coronary artery aneurysm.Catheter CardiovascInterv, 2005, 66 (2): 203-208.

27. Lee ML, Chen M. Diagnosis and management of congenitalcoronary arteriovenous fistula in the pediatric patients presentingcongestive heart failure and myocardial ischemia. Yonsei Med J, 2009, 50 (1): 95-104.

28. Ata Y, Turk T, Bicer M, et al. Coronary arteriovenous fistulas inthe adults : natural history and management strategies. J Cardiothorac Surg, 2009, 4 : 62.

29. Mullasari AS, Umesan CV, Kumar KJ. Transcatheter closure of coronary artery to pulmonary artery fistula using covered stents.Heart, 2002, 87 (1): 60.

30. Jamshidi P, Ghaffari S, Mahmoodi K. Transpulmonary closingof left internal mammary artery to pulmonary artery fistula withpolytetrafluoroethylene covered stent : A case report and review of literature. Cardiol J, 2009, 16 (5): 469-472.

31. Ghaffari S, Akbarzadeh F, Pourafkari L. Aneurysmal coronaryarteriovenous fistula closing with covered stent deployment : A casereport and review of literature. Cardiol J, 2011, 18 (5): 556-559.

32. Turco MA, Buchbinder M, Popma JJ, et al. Pivotal, randomized U. S. study of the Symbiottrade mark covered stent system inpatients with saphenous vein graft disease : eight-monthangiographic and clinical results

from the Symbiot Ⅲ trial. Catheter Cardiovasc Interv, 2006, 68 (3): 379-388.

（刘惠亮　张　蛟）

冠状窦支架——顽固性心绞痛的新选择

　　顽固性心绞痛是一种严重的、治疗困难的心脏疼痛，难以被传统治疗缓解，严重影响患者的生活质量，限制了患者的活动和自我管理能力。由于人口老龄化以及缺血性心脏病预期寿命的延长，其发病率在不断上升。预计占心绞痛人群的5%～10%，1年病死率1%～5%，3年病死率约24%。估计美国有60万至180万患者，每年新发4万例。在欧洲每年有3万至5万新发患者。

36. 顽固性心绞痛的定义及发病机制

按照加拿大心血管学会和加拿大疼痛学会 2012 年联合颁布的《顽固性心绞痛患者管理指南》，顽固性心绞痛的定义为：冠状动脉疾病导致的冠状动脉功能不全，引起的持续性心绞痛状态，不能被常规药物治疗、血管介入治疗和冠状动脉搭桥缓解。在临床上需要确定可逆性心肌缺血是这种疼痛的病因，但疼痛状态的引发或持续可不依赖于缺血的存在。慢性定义为这种状态超过 3 个月。

心绞痛的产生是由于心肌氧供供需失衡导致，触发因素包括生理、情感、代谢等。顽固性心绞痛患者大多有严重的冠状动脉阻塞，但是其发病机制里，慢性复发性心肌缺血与持续性疼痛的神经病理生理学存在重要联系。顽固性心绞痛的生物化学刺激是多因素导致的，与其他慢性组织损伤导致的疼痛高敏类似。缺血产生的缓激肽、腺苷、乳酸和钾，流出冠状窦，激活缺血刺激的主要传感器 TRPV1 受体。其后通过多条途径传入中枢，其中也有神经心理的因素参与发病。有时候疼痛程度和缺血程度并不匹配。

37. 顽固性心绞痛的诊断和治疗

顽固性心绞痛的诊断需要结合患者病史、心绞痛临床表现、冠状动脉评估、抗缺血治疗充分性评价以及心理评估等综合得出。需要排除其他可能导致胸痛的疾病，如主动脉夹层、主动脉瓣狭窄、消化性溃疡、反流性食管炎等。需要重新评估患者现有的药物治疗情况（包括剂量、用药时间和药物选择等）和能否行血运重建治疗等。

对于顽固性心绞痛，除了规范应用经典的抗缺血药物硝酸酯类、钙离子拮抗药和 β 受体阻滞药等，最近也有报道别嘌呤醇、雷诺嗪、曲美他嗪、尼可地尔、伊伐布雷定以及间断输入溶栓药等药物用于治疗顽固性心绞痛取得了一定效果。

在药物治疗的基础上，也有一些有创治疗包括心肌激光血运重建、脊髓刺激、增强型体外反搏和认知行为反馈疗法等用于顽固性心绞痛有一定效果。

38. 冠状窦支架植入

除了上述药物治疗、无创及有创的器械治疗用于顽固性心绞痛之外，最近一种新的介入治疗——冠状窦支架植入用于治疗顽固性心绞痛逐渐引起人们的关注。今年在《新英格兰医学杂志》上发表的 COSIRA 研究证明冠状窦支架可有效治疗顽固性心绞痛。

（1）冠状窦干预治疗顽固性心绞痛的历史及机制

Beck and Leighninger 于 1954 年，首先采用缩小冠状窦内径，增加冠状窦压力的方法治疗心绞痛。该方法使冠状窦内径减少 60%～70%，剩余冠状窦内径约 3mm，从而减少心绞痛发作，改善心功能。同期 Gregg、Eckstein、Beck 等医师在弥漫性动脉粥样硬化行血运重建的患者中，开展了 Beck II 术式，采用动脉血持续逆灌冠状静脉窦治疗心肌缺血。目前主要有三种外科方法通过干预冠状静脉窦来解决心肌缺血。包括同步逆灌冠状静脉窦、冠状静脉窦逆行输注血管活性药物和压力控制下间歇冠状静脉窦阻塞等。

通过干预冠状窦从而治疗顽固性心绞痛机制多样，包括可以增加侧支循环血流和血流储备、改善缺血区血流分布尤其是增加心内膜下心肌血供、改善心肌水肿、增加代谢产物的清除等，从而可以减少心肌缺血损伤，减小梗死的范围。AKIRA IDO 等人的研究发现在缺血区，伴随冠状静脉窦压力的增加，缺血区局部心肌血流也是增加的，而在非缺血区不存在上述关系。

（2）冠状窦支架系统的组成

现有的冠状窦支架系统——Reducer (Neovasc Medical, Inc., Or Yehuda, Israel) 系统由球囊导管以及支架组成（图23）。通过经皮经静脉方式植入冠状静脉窦后，导致冠状静脉窦狭窄，从而增加冠状静脉窦压力。支架的材料为316L不锈钢，呈沙漏状，其最终扩张直径由球囊扩张导管的压力决定（图24）。球囊导管也呈现出沙漏状。近远端直径有所不同以适应冠状窦直径的变化。远端的两个标记显示支架的远端和近端的皱褶边缘。第三个标记用于协助术者明确球囊导管与指引导管的关系（图25）。

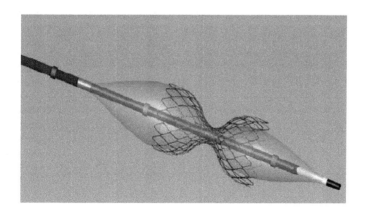

图 23　Reducer 系统的组成（彩图见彩插 7）

[图片来源: Verheye S, Jolicceur EM, Behan MW, et al. Efficacy of a device to narrow the coronary sinus in refrac tory angina. N Engl J Med, 2015, 372（6）: 519-527.]

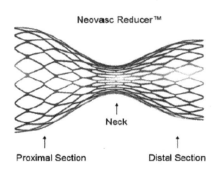

图 24 冠状窦支架

[图片来源：Verheye S，Jolicceur EM，Behan MW，et al. Efficacy of a device to narrow the coronary sinus in refractory angina. N Engl J Med，2015，372（6）：519–527.]

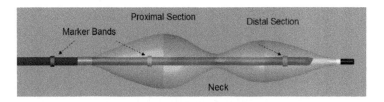

图 25 球囊导管（彩图见彩插 8）

[图片来源：Verheye S，Jolicceur EM，Behan MW，et al. Efficacy of a device to narrow the coronary sinus in refractory angina. N Engl J Med，2015，372（6）：519–527.]

动物实验显示植入冠状窦支架即刻，通过支架压差为（3.71±1.75）mmHg，6 个月后为（2.83±1.47）mmHg。临床前试验显示，在八头心肌缺血小型猪模型中，四头植入冠状窦支架，四头作为对照。180 天后采用多巴酚丁胺负荷超声心动图评价，四头植入组心肌缺血都有改善，而且全部存活，而对照组不仅没有改善，还有三头死亡。

（3）冠状窦支架临床研究

冠状窦支架首次运用于人类的研究发表于 2007 年。该研究入选了不能再进行血运重建的 15 名 LVEF > 30% 的顽固性心绞痛患者，研究的主要终点是安全性即 6 个月 MACEs，包括死亡、心肌梗死、冠状窦穿孔、冠状窦梗阻以及需要急性冠状窦扩张。次要终点是技术成功率。所有患者均成功植入冠状窦支架，随访期间无 MACEs 发生。患者心绞痛评分、负荷心电图 ST 段改变、多巴酚丁胺负荷超声心动图心肌缺血程度都得到不同程度的改善。

2015 年发表在《新英格兰医学杂志》的 COSIRA 研究进一步探讨了冠状窦支架在顽固性心绞痛中的作用。COSIRA 研究是一个多中心、随机、双盲、假手术对照的临床研究，探讨冠状窦支架术对顽固性心绞痛的有效性和安全性，由于有假手术组，可以排除安慰剂效应。研究入选了 104 名 18 岁以上经过充分药物治疗（包括 β 受体阻滞药、钙离子拮抗药、尼卡地尔、伊伐布雷定、长效或短效硝酸酯类药等）后仍有 CCS Ⅲ～Ⅳ级心绞痛发作的患者，所有患者均有可逆性心肌缺血的证据，LVEF > 25%，经过心脏团队评价不考虑再进行血运重建。主要排除标准为6个月内血运重建、3个月内的急性冠状动脉综合征或植入永久起搏器或 ICD 患者。

预设主要终点为6个月 CCS 心绞痛分级与基线相比增加2级或以上。患者平均年龄为（67.8±9.4）岁（35～87岁），男性占81%，器械植入成功率为96%。两例不成功者由于冠状窦静脉瓣的原因使器械不能到位。在主要终点方面，器械植入组与假手术组对比，改善率分别为35%和15%（P=0.02）。治疗组71%的患者有至少一级的 CCS 心绞痛改善，而对照组改善率为42%（P=0.02）（图26）。生活质量方面，西雅图心绞痛评分量表，治疗组增加17.6分，对照组增加7.6分（P=0.048）。在总的运动时间以及 ST 段压低1mm 时间上都有不同程度改善。多巴酚丁胺超声心动图负荷试验方面，植入组和对照组在室壁运动分数上分别改善了14%、8%，但差异无统计学意义（P=0.20）。器械组发生1例围术期心肌梗死。

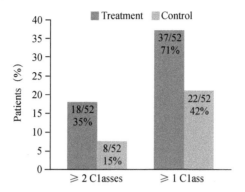

图 26 COSIRA 研究手术组和对照组心绞痛改善情况

[图片来源：Verheye S，Jolicceur EM，Behan MW，et al. Efficacy of a device to narrow the coronary sinus in refractory angina. N Engl J Med，2015，372（6）：519–527.]

（4）手术过程和围术期准备

植入患者除了满足上述的临床入选标准外，还需要满足血流动力学指标和冠状窦的解剖标准，需要除外以下情况：①平均右心房压≥ 15mmHg。②冠状窦造影显示的冠状窦解剖：a. 冠状窦解剖异常，包括永存左上腔、冠状窦迂曲、异常分支等）；b. 拟植入部位冠状窦直径＜ 9.5mm 或＞ 13mm。

入路一般选择右侧颈内静脉，术前需要测量右心房压，进行冠状窦造影，采用 LAO30°。使用 9F 指引导管放入冠状窦，选择植入直径比靶部位直径大 1.1 倍的支架。

植入冠状窦支架（支架中段最窄处直径3mm），可以植入的冠状窦两端直径在 7 ～ 13mm。放置在 x 线指引下，采用预塑形指引导管，理想的放置部位依据血管直径而定，避免放到分叉部位。支架达到合适位置后，以 2 ～ 4 大气压充盈球囊（如果需要去除狭窄的话，以 8 个大气压充盈球囊，可以使冠状窦支架成为管状，从而使狭窄消失）使支架贴壁（图 27）。放置后复查冠状窦造影，了解放置位置是否合适，冠状窦内径是否有效减少，支架是否移位，有无血栓形成和夹层等（图 28）。

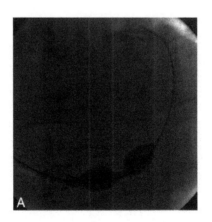

图 27 冠状窦支架植入时影像

[图片来源：Banai S，Ben Muvhar S，Parikh KH，et al. Coronary sinus reducer stent for the treatment of chronic refractory angina pectoris：a prospective，open-label，multicenter，safety feasibility first-in-man study. J Am Coll Cardiol，2007，49（17）：1783–1789.]

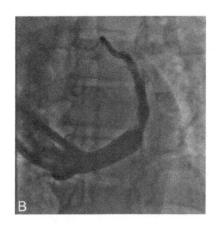

图 28　冠状窦支架植入后冠状窦逆向造影

[图片来源：Banai S，Ben Muvhar S，Parikh KH，et al. Coronary sinus reducer stent for the treatment of chronic refractory angina pectoris：a prospective，open-label，multicenter，safety feasibility first-in-man study. J Am Coll Cardiol，2007，49（17）：1783-1789.]

术前给予阿司匹林 81 ～ 100mg 至少 3 天，氯吡格雷 75mg 至少 7 天（或术前 24 小时内负荷 300 ～ 600mg）。也可使用普拉格雷术前 24 小时内使用 60mg。术后双联抗血小板至少持续 6 个月，然后依据病情可改为单联抗血小板治疗。

总之，伴随急性心肌梗死以及冠心病治疗技术以及人口老龄化等因素，顽固性心绞痛患病人数还在持续增加。除了药物治疗进展外，器械治疗也在不断发展中。现有研究证明冠状窦支架植入术安全有效，可望用于顽固性心绞痛的治疗，但目前尚缺乏针对心血管事件改善的研究。该项技术目前主要用于治疗顽固性心绞痛，未来有可能应用于治疗介入术后无复流患者和微血管病性心绞痛患者。需要进行更多的临床研究来丰富这一疗法。

参考文献

1. McGillion M1, Arthur HM, Cook A, et al.Management of patients with refractory angina : Canadian Cardiovascular Society/Canadian Pain Society joint guidelines.Can J Cardiol, 2012, 28 (2 S): S20-41.

2. Wising PJ. The BECK-I operation for angina pectoris : medical-aspects. Acta Med Scand, 1963, 174 : 93-98.

3. Mohl W.Coronary sinus interventions : from concept to clinics.J Card Surg, 1987, 2 (4): 467-493.

4. Ido A, Hasebe N, Matsuhashi H, et al.Coronary sinus occlusion enhances coronary collateral flow and reduces subendocardialischemia.Am J Physiol Heart Circ Physiol, 2001, 280 (3): H1361-1367.

5. Banai S, Ben Muvhar S, Parikh KH, et al. Coronary sinus reducer stent for the treatment of chronic refractory angina pectoris : a prospective, open-label, multicenter, safety feasibility first-in-man study. J Am Coll Cardiol, 2007, 49 (17): 1783-1789.

6. Verheye S, Jolicœur EM, Behan MW, et al. Efficacy of a device to narrow the coronary sinus in refractory angina. N Engl J Med,2015,372(6): 519-527.

（马　为）

全国 STEMI 救治体系及模式的建立、推动和实施

急性 ST 段抬高心肌梗死（ST-segment elevation myocardial infarction，STEMI）严重威胁国人的健康，给国家和个人带来沉重的经济负担。我国心肌梗死现患病人数约为 250万，病死率居心血管原因死亡第二位且近十年没有改变，救治形势十分严峻。

直接介入治疗（primary PCI）等早期再灌注治疗是降低 STEMI 患者病死率最有效的治疗措施，疗效取决于患者发病至血管开通的时间，时间越短，预后越佳。我国经过数十年的蓬勃发展，从对介入治疗等相关技术的掌握及更

新而言，已与国外差别不大，但在系统组织及具体实施的层面则远远落后于欧美发达国家，主要表现在：①早期再灌注治疗的比例低，只有约 5% 的急性心肌梗死患者能够接受急诊 PCI 治疗。②就诊延误，转运不畅，诊疗效率低，能按时完成急诊 PCI 治疗的比例不足 40%。

STEMI 的救治延误由系统及患者因素共同决定，包括公众健康意识、医生专业水平、医患关系、医疗报销体系、院前急救体系、院内救治通道以及院前急救与院内救治的衔接机制等。如何缩短患者总缺血时间是一项系统工程，涉及多方面的综合改进。因此，各方携手构建并完善政府、社会、院前急救、医院四位一体的 STEMI 区域救治网络势在必行。

39. 院前急救体系建设

急救网络建设规划布局不合理，急救指挥缺乏统一调度，急救车设备条件不能满足救治需要，急救队伍人员流失、专业素质不高等客观事实是需要高度重视并亟待解决的问题。

因此，需要由各地方政府主导：①将院前急救体系建设纳入到城市保障体系建设的整体范畴之中，进行统一的指挥调度。②合理规划急救网络，按照辐射半径配置急救车辆全区域覆盖，提高急救资源的合理利用率。③完善急救指挥中心的软硬件建设，为急救车配备信息化系统和车载抢救装备，提高急救能力。④增加财政经费，加强队伍建设及学科建设，提高人员待遇，减少人员流失，开展业务培训及考核，提高从业人员的专业水平。

40. 院内绿色通道建设

"胸痛中心"是全新的医疗管理模式，通过优化整合多学科资源，进行"早期诊断、危险分层、正确分流、科学救治"，能够显著改善急性心肌梗死患者的预后。在有条件的网络医院建立"胸痛中心"，优化院内救治流程，将进一步完善院内绿色通道建设，提高救治效率。

我国的"胸痛中心"建设刚刚起步，各家"胸痛中心"的运作模式、管理机制和实际效果差别很大。在中华医学会心血管病学分会及相关专业学会的指导下，国内已参照美国的模式制定了适合我国国情的"胸痛中心"认证制度。我国"胸痛中心"的规范化建设与自主认证工作已从三级医院起步，未来会逐步辐射至基层医院。前者注重于就诊患者的快速分检处理及急诊 PCI 的能力建设，而后者则侧重于提高患者的快速分检处理、溶栓治疗及转诊能力，从而建立"不同级别医院区域协同救治"的联动机制。

41. 区域协同网络建设

院前急救体系及院内救治体系是构成医疗急救体系的主要组成部分，利用信息化手段加强急救系统与医院、医院与医院之间的协作对于科学地构建 STEMI 区域救治体系至关重要。

我国的院前急救和院内救治系统分属于相对独立的医疗机构，目前二者之间缺乏有效的信息沟通。急救车辆不合理的调配与转运将会进一步延误急性心肌梗死患者的救治，因此需要建立信息共享平台实现院前与院内之间信息的双向传输：①使急救车实时接受急救中心调度，实时掌握目标医院的资源配置情况，准确及时地转运患者到达医院。②使医院及时掌握患者情况，尽早启动院内救治流程，从而使患者在最短时间内转运到最适宜的医院接受最有效的治疗。2014 年颁布实施的《院前医疗急救管理办法》（国家卫生计生委令第 3 号）为网络医院与急救中心的协作提供了有利的行政支持。通过实现院前心电图传输等信息传递及早期预警，试行患者绕行急诊直接去导管室接受治疗的方式，以最大限度地缩短患者的总缺血时间。

　　直接 PCI 治疗是 STEMI 的最佳适应证，但我国医疗资源分布不平衡，现阶段很多地区基层医院只能实施溶栓治疗。完善 STEMI 区域救治网络，建立不同级别医院之间的转诊机制，在急诊 PCI 治疗为主要手段的基础上，因地制宜开展基层医院溶栓治疗、转运 PCI 治疗是现阶段适合我国国情的早期再灌注治疗策略，具体技术路线见图 29。

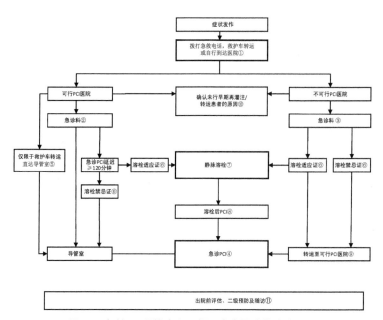

图 29　急性 ST 段抬高心肌梗死患者医疗救治流程图

[图片来源：中华人民共和国国家卫生和计划生育委员会 . 国家卫生计生委办公厅关于提升急性心脑血管疾病医疗救治能力的通知 . 2015-03-17（2016-6-18）. http://www.nhfpc.gov.cn/yzygj/s3594q/201503/d79fcefbeacd4933a9fd073f25123ca3.shtml]

随着我国的经济发展和医改政策的推动，在规范的基础上将 PCI 技术普及推广到有条件的二级医院或县医院，将会有更多的 STEMI 患者受益于急诊 PCI 治疗。

42. 加强公众健康教育与医务人员培训

STEMI 患者一般有 4 种就诊途径：院外发病自行就诊、急救车从发病地点转运、急救车从外院转运、院内发病。现阶段我国患者以自行就诊所占比例最大。公众缺乏急性心肌梗死的防治知识，不了解 STEMI 的症状或预警信号，导致发病后不能及时到医院就诊。患者不通过呼叫救护车转运而自行就诊，不仅耽误了就诊时间而且增加了院外死亡的风险。即使到达医院，患者由于相关知识匮乏，加之有时掺杂医患之间信任度的问题，患者不接受治疗或耽误了大量的时间后才同意治疗，导致其获益显著降低。

患者到达有急诊介入能力的医院后，接诊医师进行不必要的检查，未能尽快对急性心肌梗死做出诊断或对确诊的患者不能及时转诊并尽早启动导管室；急诊介入团队的建设不合理，医院不具备 24 小时实施急诊介入治疗能力等因素，均会导致系统延误。因此应依托网络内的三级医院，对院前急救中心和网络各级医院急诊科、心血管内科等相关科室专业人员采用不同层次的培训计划，以增强对急性心肌梗死的早期识别、规范化治疗的意识，并提高这方面的能力。

我国急性心肌梗死患者以自行来医院就诊为主并且普遍存在就诊延迟。患者对持续胸痛等急性心肌梗死症状不重视或不能及时通过呼叫救护车转运到医院就诊，不仅耽误了就诊时间而且增加了院外死亡的风险；而延迟签署再灌注治疗的知情同意书将会进一步加重心肌受损程度，导致其预后变差。

因此需要建立公众健康教育体系，使急性心肌梗死患者发病时能第一时间呼叫院前急救系统，做到"早发现、早求助、早诊治"。

急救系统目标医院选择不合理、院内医护人员接诊不及时、拖延 EKG 检查时间、无谓等待心肌标志物的检查结果以及急诊科与心内科等协作不顺畅等系统延误因素也会延长患者的缺血时间，进而导致其从早期再灌注治疗中获益。因此应根据区域急救网络内不同医疗机构的职责特点进行培训，侧重增强院前急救中心准确、及时和合理转运患者的能力，基层医院急性心肌梗死早期诊断及合理选择早期再灌注治疗策略的能力，三级医院急性心肌梗死早期诊断和规范化实施急诊 PCI 的能力等。

2014 年 11 月 20 日首个"中国心肌梗死救治日"启动，

该日期的选择寓意 STEMI 救治过程中要求的两个"120"，强调了体系建设的重要性，即要完成患者与急救系统、急救系统与医院的 2 个衔接。对患者而言，出现症状要第一时间拨打 120 等急救电话，做到"早发现、早诊治"；对医师而言，通过系统优化要在患者发病后 120 分钟内开通闭塞血管，以最大限度缩短患者的缺血时间。

43. 项目实施完善体系建设

高质量的数据采集与评估是医疗质量持续改进的保证，从数据中找出差距并不断完善，可以显著提高心肌梗死的救治效果。在国家卫生和计划生育委员会的支持领导下，中国医师协会于 2015 年初开展了"中国急性心肌梗死救治项目"的第二期工作。项目为期 3 年，规模涉及国内 16 个省、市、自治区的 200 家有急诊介入治疗资质的医院及周边的数百家基层医院。通过项目实施构建并完善行政支持下的 STEMI 区域救治网络，以进一步提高 STEMI 患者早期再灌注治疗的比例及缩短患者总缺血时间；建立对急救中心转运效率、医院再灌注治疗比例及救治时间和患者规范管理水平等指标的考核评估以及质量反馈制度，进一步积累经验并最终在全国范围内推广。

参考文献

1. 国家心血管病中心. 中国心血管病报告 2014. (2015-8-8) [2016-4-1]. http：//www.nccd.org.cn/UploadFile/201508/20150808092632999999. pdf.

2. Li J，Li X，Wang Q，et al. ST-segment elevation myocardial infarction in China from 2001 to 2011（the China PEACE-Retrospective Acute Myocardial Infarction Study）：a retrospective analysis of hospital data. Lancet，2015，385（9966）：441-451.

3. 中华人民共和国国家卫生和计划生育委员会. 国家卫生计生委办公厅关于提升急性心脑血管疾病医疗救治能力的通. 知.2015-03-17[2016-4-1]. http：//www.nhfpc.gov.cn/yzygj/s3594q/201503/d79fcefbeacd4933a9fd073f25123ca3. shtml.

（张　岩）

胸痛中心的规范化建设

胸痛中心是为缩短急性心肌梗死（acute myocardial infarction，AMI）、主动脉夹层、肺动脉栓塞等以急性胸痛为主要表现的患者的早期救治而提出的概念。全球第一家胸痛中心于 1981 年在美国巴尔地摩建立。我国在 20 世纪 90 年代提出的院内绿色通道类似于早期胸痛中心的概念，但仅仅限于加快医院内的救治速度，尽管之前已有少数医院提出并建立了胸痛中心，但我国胸痛中心的真正起步是在 2010 年《胸痛中心建设中国专家共识》发表之后，尤其是 2011 年在广州召开首届中国胸痛中心高峰论坛之后，许多医院开始了建设胸痛中心的探索性工作。为进一步规范胸痛中心的发展，2013 年 9 月 14 日中华医学会心血管病学分会正式发布了中国胸痛中心认证体系和标准，并于2013 年 11 月正式开始了中国胸痛中心的认证工作，在推动胸痛中心的快速发展的同时也为我国胸痛中心建设提供了建设规范。作为中国胸痛中心建设和发展的见证人之一，笔者将从我国开展胸痛中心建设的必要性、要解决的关键问题、认证标准的基本要素等几个方面介绍我国胸痛中心规范化建设的概念和要求。

44. 我国开展胸痛中心建设的必要性

21 世纪以来，美国通过推动胸痛中心的认证及以胸痛中心为核心建立区域协同救治机制而大大缩短了 AMI 患者的救治时间。美国注册资料显示，2010 年全国接受直接经皮冠状动脉介入治疗（primary percutaneous coronary intervention，PPCI）的急性 ST 段抬高急性心肌梗死（ST-segment elevation myocardial infarction，STEMI）患者的平均门 - 球时间已经降至 65 分钟以内，由于院前救治时间及院内救治时间的缩短，使 AMI 患者的病死率降至 5% 左右。除了美国之外，德国、英国、北欧等欧洲国家均已广泛建立胸痛单元或胸痛中心。以德国为例，2012 年全国胸痛单元注册结果显示平均门 - 球时间缩短至 31 分钟，97%

的 STEMI 患者实施了 PPCI。上述发达国家的实践表明，通过建立胸痛中心可以大大加快以 AMI 为主的急性胸痛患者的救治过程，缩短救治时间，从而降低 AMI 患者的病死率。

2015 年《柳叶刀》杂志发表的 CHINA-PEACE 的研究结果显示，2001—2011 年，我国 AMI 患者的住院人数和在住院患者中的相对比例呈持续快速上升之势，AMI 患者住院病死率维持在 10% 以上且十年未发生显著变化，远远高于同时期西方发达国家 5% ～ 6% 的平均水平。说明我国 AMI 救治水平与发达国家的差距仍然很大，且在十年中未取得显著的进步。近年来，我国先期开展胸痛中心建设的单位已经显著缩短了 STEMI 患者的救治时间、改善了患者的预后，因此，我国在各级医疗机构内推广规范化胸痛中心建设刻不容缓。

45. 胸痛中心建设要解决的关键问题

规范化胸痛中心建设的最终目标是要最大限度地缩短急性胸痛患者从发病到实施关键救治措施的时间，以降低急性胸痛患者的病死率和致残率。为便于理解及开展工作，我们可以把所有急性胸痛从发病到实施关键救治措施（即

STEMI 患者再灌注）的时间分为两个部分：一是从发病到首次医疗接触（FMC）时段，主要由患者主导，目前我国 AMI 患者此阶段的延误较严重，必须通过教育提高公众对急性胸痛的认知度才能有效地缩短，并要尽可能提高呼叫 120/999 的比例；二是从 FMC 到实施关键治疗措施的时段，该时段反映医疗体系的救治效率，这也是现阶段我国胸痛中心建设亟待解决的首要问题，因为我国目前的医疗体系尤其是急救体系并不适应急性胸痛救治的要求，主要表现为以下几个方面：第一，我国院前急救系统是按照急诊就近的原则配置的，救护车接诊后将把患者送至最近的医院，但并未考虑医院的救治能力，而急性胸痛救治效果完全依赖于医院的救治能力，许多患者被送至不具备救治能力的医院后需要二次转诊才能到达具备救治能力的医院，从而导致延误；第二，我国将近 75% 的 AMI 患者首诊于不具备诊治能力的基层医院，且基层医院缺乏与 PPCI 医院的有效联络和沟通渠道，导致从基层医院到 PPCI 医院之间的转诊延误；第三，PPCI 医院的院内延误：目前我国多数 PPCI 医院尚未建立优化的院内救治流程，中国 AMI 规范化救治项目第一期的结果显示，全国 53 家 PPCI 医院的平均门 - 球时间为 112 分钟。因此，规范化胸痛中心建设的首要任务就是要构建适合急性胸痛尤其是 STEMI 救治需求的医疗体系内的快速救治通道，以缩短从 FMC 到再灌注的治疗时间。为此，必须将包括院前急救系统、社区或基层医院、PPCI 医院在内的整个医疗体系进行整合，建立起适应急性胸痛救治需要的区域协同救治体系，最大限度地优化救治流程，缩短救治时间，以实现"在最短时间内将急性胸痛患者送至具有救治能力的医疗机构接受指南推荐的最佳治疗"的目标。

46. 规范化胸痛中心建设的基本内容即胸痛中心认证标准的基本要素

我国胸痛中心认证标准正是基于上述建立区域协同救治体系的要求而设立的，由五大要素组成，分别是：基本条件与资质、对急性胸痛的评估与救治、院前急救体系与院内绿色通道的整合、培训与教育、持续改进。该五大要素是围绕着建立区域协同救治体系所要解决的关键环节和问题而设计的，以下简单介绍五大要素的基本内容和要求。

（1）基本条件与资质

基本条件与资质包括以下主要内容：①成立胸痛中心组织机构：医院要组建胸痛中心委员会，负责进行院内外各种资源的协调，以满足胸痛中心建设中流程优化的需要。

要求必须是院长或医疗副院长担任主任委员，与急性胸痛诊疗和医疗管理相关的各业务部门负责人作为胸痛中心委员会的成员。医疗总监（必要时设置行政总监）和协调员是胸痛中心建设和常态化工作的主要驱动力和执行者，应具备良好的专业素养和较强的协调管理能力。组织机构的形式可以是专门成立实体的胸痛中心，但更多的是鼓励"虚拟机构、实体运作"的模式，即通过各类管理制度、工作流程将原有的院前急救系统、基层医院、院内各相关科室组织起来协调工作，形成医疗体系内的快速救治通道。②学科要求：医院必须具备急性胸痛救治所需要的基本学科配置、人员资质、硬件和软件条件，重点是急性胸痛的专业救治能力和急诊科的功能分区，以满足急性胸痛快速救治的要求。③时钟统一：胸痛中心建设是以时间管理为核心的系统工程，必须制订严格的时钟统一方案和时钟统一管理制度，以确保在统一时钟基础上的时间节点记录和管理。④数据库管理：急性胸痛尤其是 STEMI 患者的诊疗策略和实施关键诊疗措施的时间节点管理是胸痛中心规范化建设的核心内容，也是胸痛中心认证考核的主要指标，为便于全国统一规范，中国胸痛中心认证办公室专门开发了中国胸痛中心认证云平台数据库，供全国注册的胸痛中心免费使用。各胸痛中心必须建立专门的数据库管理制度、配备专职或兼职的数据管理人员，以确保数据的完整性和真实性。

（2）对急性胸痛的评估与救治

该要素主要是从专业层面要求胸痛中心对所有急性胸痛患者进行规范化诊疗，首先要求建立规范的急性胸痛诊疗流程以指引首次接诊的医师快速进行急性胸痛的鉴别诊断以尽快明确病因，再根据不同疾病的专业指南要求建立标准的诊疗流程，以指引一线医护人员完成对 STEMI、NSTEMI/UA、低危胸痛、主动脉夹层和肺动脉栓塞等不同类型急性胸痛患者的规范性诊疗过程，包括在指南要求的时间内完成规定的诊疗措施。此要素的核心内容是以当前最新专业指南为依据、根据医院的实际情况制定胸痛中心的各类诊疗流程图。

（3）院前急救系统与院内绿色通道的整合

上述两个要素所体现的是院内绿色通道的基本要求，在此基础上，胸痛中心必须与院前急救系统即 120/999 进行充分的合作，才能实现从发病现场进行分诊，将 STEMI 患者从发病现场绕行不具备救治能力的基层医院以及急诊科直达导管室或溶栓场所，以最大限度地缩短从 FMC 至再灌注的时间。具体内容包括必须与 120/999 签署联合救治协议和联合救治流程图、对 EMS 人员进行培训、联合演练及考核，并通过客观数据提供改进的证据。

（4）培训与教育

胸痛中心建设是一个系统工程，必须建立整体的救治原则、快速反应体系、协同和管理机制以及制定相应的实施细则，但上述原则通常是由心血管内科和急诊科负责制定，其他相关部门对胸痛中心的运作机制、各项流程和要求并不了解，必须经过反复的教育、培训和演练，使胸痛中心所涉及的各有关部门、人员明确自身的职责和任务，才能使整个胸痛中心系统正常运行，并发挥各部门和人员的主观能动性，推动胸痛中心工作质量的持续改进，最终达到提高区域协同救治水平的目的。同时，在医院外部，还要针对各级基层医疗机构及大众进行健康及急救教育，以缩短从发病到呼救或 FMC 的时间。

（5）持续改进

持续改进是胸痛中心认证的核心价值，由于我国各地医疗资源的差异性很大，目前不宜要求所有胸痛中心必须达到统一的绝对水平，但必须强调在原来的基础上通过努力逐步改进救治效率并改善患者预后，因此，要求胸痛中心制定各类促进流程改进的措施和方法，并通过客观数据显示持续改进的效果。其中促进改进的措施和方法主要包括但不限于定期的联合例会、质量分析会、典型病例讨论会等制度及实施记录，显示持续改进效果的客观数据指标必须达到规定的绝对或相对标准。

总之，建立基于区域协同救治体系的规范化胸痛中心是提高我国 AMI 救治效率并改善预后的当务之急，在当前形势下，PPCI 医院应该主动承担起区域协同救治体系建设的任务，通过将本地区的院前急救系统、基层医院等医疗资源进行整合，签署联合救治协议、制定相应的管理制度、逐步优化救治流程而实现持续改进救治效率和改善患者预后的目标。

参考文献

1. 向定成，秦伟毅，周民伟 . 胸痛中心建设规范与实践 . 北京：人民军医出版社，2013.

2. 胸痛中心中国专家共识组 . 胸痛中心建设中国专家共识 . 中国心血管研究，2011，9（5）：325-334.

3. 易绍东，向定成 . 首届中国胸痛中心高峰论坛会议纪要 . 中华心血管病杂志，2012，40（1）：78.

4. 霍勇 . 积极推动胸痛中心认证，提高我国急性心肌梗死救治水平 . 中华心血管病杂志，2014，42（8）：637-638.

5. Bagai A, Al-Khalidi HR, Sherwood MW, et al. Regional systems of care demonstration project：Mission：Lifeline STEMI Systems Accelerator：design and methodology. Am Heart J, 2014, 167 (1)：15-21.

6. Post F, Giannitsis E, Riemer T, et al. Pre- and early in-hospital procedures in patients with acute coronary syndromes：first results of the "German chest pain unit registry". Clin Res Cardiol, 2012, 101 (12)：983-991.

7. Li J, Li X, Wang Q, et al. ST-segment elevation myocardial infarction in China from 2001 to 2011 (the China PEACE-Retrospective Acute Myocardial Infarction Study)：a retrospective analysis of hospital data. Lancet, 2015, 385 (9966)：441-451.

8. 向定成, 段天兵, 秦伟毅, 等. 建立规范化胸痛中心对直接经皮冠状动脉介入治疗患者进门 - 球囊扩张时间及预后的影响. 中华心血管病杂志, 2013, 41 (7)：568-571.

9. 王斌, 王焱, 叶涛, 等. 区域协同 ST 段抬高型心肌梗死救治网络建设探讨。中华心血管病杂志, 2014, 42 (8)：650-654.

10. 梁仪, 徐良洁, 严金川, 等. 新型区域协同救治模式对急性 ST 段抬高心肌梗死治疗的影响. 中华心血管病杂志, 2014, 42 (8)：646-649.

11. 易绍东, 向定成. 胸痛中心建设的理念与目标. 中华心血管病杂志, 2014, 42 (8)：639-640.

（向定成　张金霞）

出版者后记
Postscript

1 年时间，365 个日夜，300 位权威专家对每本书每个细节的精雕细琢，终于我们怀着忐忑的心情迎来了《中国医学临床百家》丛书的出版。我们科学技术文献出版社自 1973 年成立即开始出版医学图书，40 余年来，医学图书的内容和出版形式都发生了很大变化，这些无一不与医学的发展和进步相关。

近几年，中国的临床医学有了很大的发展，在国际医学领域也开始崭露头角。以北京天坛医院牵头的 CHANCE 研究成果改写美国脑血管病二级预防指南为标志，中国一批临床专家的科研成果正在走向世界。但是，这些权威临床专家的科研成果多数首先发表在国外期刊上，之后才在国内期刊、会议中展现。如果出版专著，又为多人合著，专家个人的观点和成果精华被稀释。

为改变这种零落的展现方式，作为科技部所属的唯一一家出版机构，我们有责任为中国的临床医生提供一个系统展示临床研究成果的舞台。为此，我们策划出版了这套高端医学专著——《中国医学临床百家》丛书。"百家"既指临床各学科的权威专家，也取百家争鸣之义。

丛书中每一本书阐述一种疾病的最新研究成果及专家观点，按年度持续出版，强调医学知识的权威性和时效性，以期细致、连续、全面展示我国临床医学的发展历程。与其他医学专著相比，本丛书具有出版周期短、持续性强、主题突出、内容精练、阅读体验佳等特点。在图书出版的同时，同步通过万方数据库等互联网平台进入全国的医院，让各级临床医师和医学科研人员通过数据库检索到专家观点，并能迅速在临床实践中得以应用。

在与专家们沟通过程中，他们对丛书出版的高度认可给了我们坚定的信心。北京协和医院邱贵兴院士表示"这个项目是出版界的创新……项目持续开展下去，对促进中国临床学科的发展能起到很大作用"。北京大学第一医院霍勇教授认为"百家丛书很有意义"。复旦大学附属华山医院毛颖教授说"中国医学临床百家给了我们一个深度阐释和抒发观点的平台，我愿意将我的学术观点通过这个平台展示出来"。我们感谢这么多临床专家积极参与本丛书的写作，他们在深夜里的奋笔，感动着我们，鼓舞着我们，这是对本丛书的巨大支持，也是对我们出版工作的肯定，我们由衷地感谢！

在传统媒体与新兴媒体相融合的今天，打造好这套在互联网时代出版与传播的高端医学专著，为临床科研成果的快速转化服务，为中国临床医学的创新及临床医师诊疗水平的提升服务，我们一直在努力！

科学技术文献出版社

2016 年春

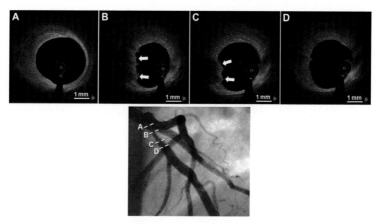

彩插 1　明确的 OCT-斑块侵蚀，血栓的近（A）远（D）端显示为纤维斑块，明确的 OCT-斑块侵蚀表现为不规则的管腔表面，伴血栓覆盖斑块（B，C，箭头所示）

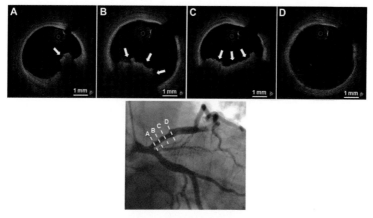

彩插 2　可能的 OCT-斑块侵蚀，靶病变的近远端并无斑块破裂（从 A 到 D），因残存血栓的存在，靶病变斑块形态不能被观察到（A，B 和 C，箭头所指），同时血栓病变近端和远端未观察到明确脂质斑块和表面钙化（A，D）

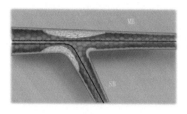

A. 主支、分支分别下钢丝，酌情球
　囊扩张主支、分支

B. 分支支架突入主支 ≤ 2mm、主支
　深埋保护球囊

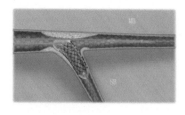

C. 低压释放分支支架

D. 略后撤分支支架球囊并高压扩张

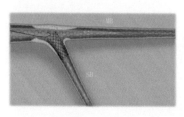

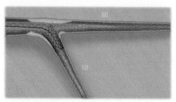

E. "U" 弯与精准钢丝术 (E-H)：将
　另一钢丝头端塑成 "U" 弯

F. 旋转推送 "U" 弯钢丝至分支支架
　深部

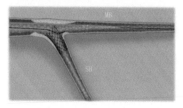

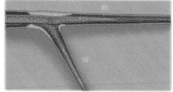

G. 回撤钢丝至分叉嵴水平并转向主支

H. 钢丝在接近分叉嵴水平进入主支

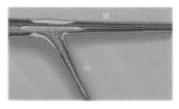

I. 撤出保护球囊及钢丝，必要时用小球囊扩张支架侧孔

J. siKBD (H-J)：选择两尺寸合适的球囊

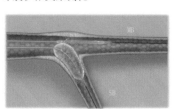

K. 首先以较高压力扩张分支（≥16AMT）并维持扩张压

L. 接着以较低压力扩张主支（≤12AMT）

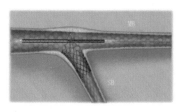

M. 主支支架定位

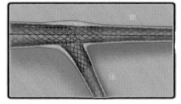

N. 释放主支支架

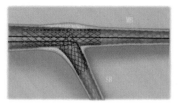

O. 接近分叉嵴再过分支钢丝

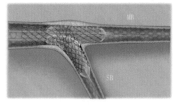

P. 用两尺寸合适的非顺应球囊作分叉处 fKBD

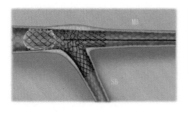 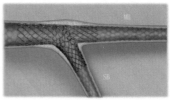

Q. 用略大于主支近端参考血管的非
顺应短球囊作 POT

R. 结果：各部支架膨胀、覆盖良好、
分支开口支架无变形

彩插 3　DK-mini-culotte 操作步骤示意图

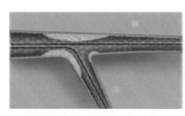 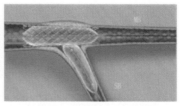

A. 主支、分支分别下钢丝，酌情球
囊扩张主支、分支

B. SBK：先扩预埋的分支球囊、再
扩主支支架，先减压主支、再减压
分支球囊

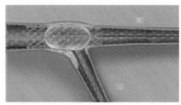 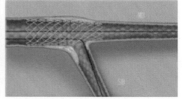

C. POT：必要时，以非顺应性短球
囊优化近端支架管腔并易化分支
再进钢丝

D. 经 SBK 和 / 或 POT 处理后，钢丝
可更易接近分叉峰重新进入分支

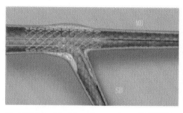

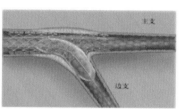

E. SIKBD 与 OOT（E-G）：选择两大小合适的非顺应球囊，近端标记位于嵴水平略上

F. 首先扩张分支

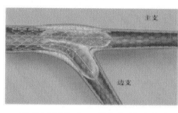

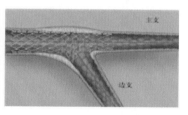

G. 接着扩张主支，形成序贯球囊对吻扩张使覆盖分支开口的冗余支托外翻并覆盖分支开口上缘，获得 OOT 效果

H. 若 OOT 结果理想，则可避免植入分支支架，实现"单支架植入－双支架效果"

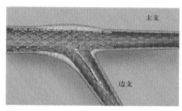

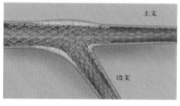

I. 若 OOT 结果欠佳，则可补救性植入分支支架；此时支架开口定位很容易，只要将支架近端标记对准分叉嵴即可

J. 分支支架释放后即可实现主支与分支支架的无缝对接

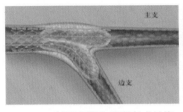 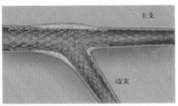

K. fKBD：以两非顺应球囊完成最终 球囊对吻扩张

L. 最终结果：支架完全覆盖分叉各 部、无支托突入主血管

彩插 4　OPT 操作步骤示意图

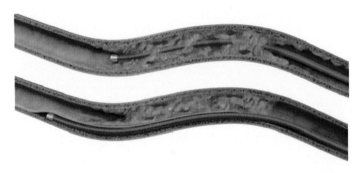

彩插 5　上图示真腔－真腔；下图示经闭塞段血管内膜下到达 远端血管内膜下

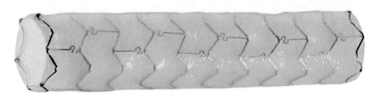

彩插 6　心包膜组织覆膜支架（ITGI Medical, OR Akiva, Israel）

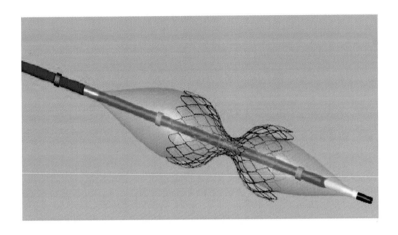

彩插 7　Reducer 系统的组成

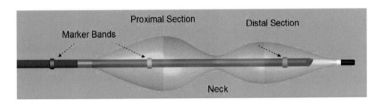

彩插 8　球囊导管